口腔正畸方案设计、策略与技巧

武秀萍 主编

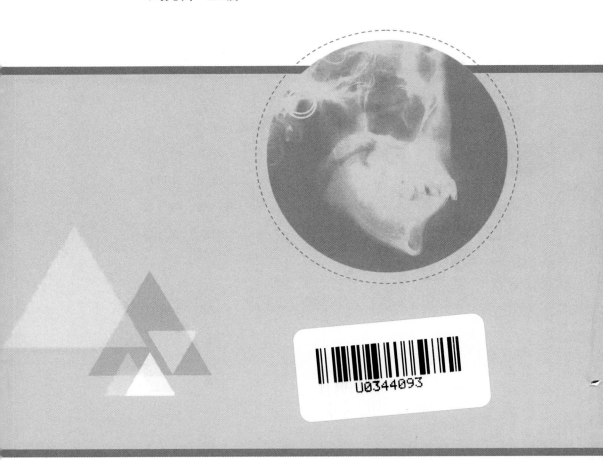

U0344093

山西出版传媒集团
山西科学技术出版社

编委会

CATALOGUE 目录

上　篇

正畸矫治方案设计

第一章　乳牙期矫治方案设计

第一节　正常乳牙𬌗特征

从乳牙开始萌出到恒牙萌出之前，称为乳牙列阶段。完整的乳牙列作为幼儿的咀嚼工具，有助于食物的消化和吸收，而且其功能性刺激可以促进颌骨和牙弓的发育。同时，乳牙可以引导恒牙的萌出，为恒牙的萌出提供和维持间隙。因此，临床医生应熟悉正常乳牙𬌗特征，正确诊断及治疗乳牙期的各类错𬌗畸形。

一、乳牙𬌗的建立

根据 Hellman 咬合发育分期，乳牙𬌗的建立包括乳牙咬合完成前期（ⅠC期）和乳牙咬合完成期（ⅡA期）。从出生后 6～8 个月牙齿开始萌出到 2 岁半左右为乳牙咬合完成前期，乳牙萌出需要 1 年 6 个月至 2 年的时间，下颌中切牙最早开始萌出，最后是上颌的第二乳磨牙。乳牙萌出的时间存在差异，但萌出顺序存在一定的规律。一般的萌出顺序：下Ⅰ→上Ⅰ→下Ⅱ→上Ⅱ→Ⅳ→Ⅲ→下Ⅴ→上Ⅴ。从2岁半到3岁乳牙全部萌出，到6岁左右恒牙胚即将萌出之前为乳牙咬合完成期。3岁以后，随着颅面和颌骨的发育，乳牙列会发生以下一系列变化：

1. 乳牙列间隙

乳牙列形成后，随着颌骨的生长发育，牙量相对少于骨量，一般在3～6岁，前牙部分会出现生理性间隙，称为发育间隙。另一现象是在乳尖牙的近远中会出现间隙，因间隙存在于灵长类动物中，故称为灵长间隙。在上颌牙列，灵长间隙一般位于乳尖牙的近中；在下颌牙列，灵长间隙一般位于乳尖牙的远中。乳牙列的灵长间隙和发育间隙对恒牙的萌出和排列有重要意义，但也有乳牙列不存在间隙者，提示儿童可能在替牙期出现牙列拥挤。

2. 乳牙殆终末平面

（1）定义：乳牙建殆后，上下颌第二乳磨牙的远中面称为终末平面，上下颌第二乳磨牙终末平面的位置关系称为终末平面关系。

（2）类型：终末平面关系大致分为以下三种类型（图1-1-1）。

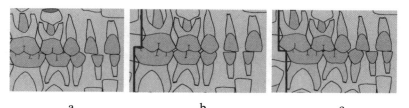

a　　　　　　　b　　　　　　　c

图1-1-1　上下颌第二乳磨牙终末平面关系

（a.垂直型；b.远中型；c.近中型）

a. 垂直型：上下颌第二乳磨牙的远中面在一个垂直平面上。

b. 远中型：下颌第二乳磨牙的远中面位于上颌第二乳磨牙远中面的远中。

c. 近中型：下颌第二乳磨牙的远中面位于上颌第二乳磨牙远中面的近中。

3. 意义

终末平面可以引导第一恒磨牙萌出的位置，垂直型和近中型终末平面有助于上下颌第一磨牙建立中性关系。但其他因素，如上颌骨及下颌骨的生长速度、剩余间隙、牙齿的大小及形态、龋病、乳牙早失等因素以及不良习惯也会对第一恒磨牙殆关系的建立产生影响。

4. 牙弓的发育变化

乳牙列完成后，随着恒牙胚的发育和牙槽骨的生长，上下牙弓也随之改变，牙弓宽度增加，主要表现在尖牙之间的距离增宽，但第一乳磨牙前牙弓长度减小。遗传因素、吮指、吐舌及口呼吸等不良习惯也会使牙弓形态发生改变。

5. 乳牙的咬合变化

初萌的乳牙牙根发育未完成，颌间高度不足，前牙呈深覆殆；而乳前牙牙轴的交叉角度较恒牙的大，上下颌乳前牙呈现浅覆盖；5～6 岁时，随着下颌牙弓向前下方生长，上颌乳尖牙的近中舌侧面与下颌乳尖牙的远中唇侧面相接触。

二、正常乳牙殆的特征

1. 乳前牙覆盖很浅，有较深的覆殆。

2. 前牙部分具有发育间隙和灵长间隙。

3. 终末平面以垂直型和近中型居多。

4. 上颌乳尖牙的近中舌侧面与下颌乳尖牙的远中唇侧面相接触。

三、乳牙期的咬合诱导

咬合诱导指在牙齿发育时期，引导牙齿沿咬合的正常生理位置生长发育的一系列方法。咬合诱导有广义和狭义之分，广义的咬合诱导指保护牙齿，使其发育成正常殆的一切措施和方法；狭义的咬合诱导是指通过间隙保持、乳牙部分磨除、间隙处理、牙齿微小移动、上下颌殆关系调整和纠正口腔不良习惯等治疗手段，防止错殆畸形发生或对已发生的错殆畸形进行早期治疗等，诱导建立正常恒牙咬合关系的措施。

乳牙期的咬合诱导即针对儿童乳牙期可能或已经出现的各种错殆畸形，分析可能的病因，对其进行早期干预，以使患儿的乳牙列可以顺利替换为恒牙列。乳牙期主要针对患儿的间隙管理，反殆的早期矫治和口腔不良习惯的纠正等方面进行咬合诱导。

第二节　乳牙期的间隙管理

在乳牙期，儿童常常因为龋齿、牙髓病、根尖周病及外伤而导致乳牙过早脱落或被拔除。乳牙早失意味着恒牙胚不能在正常的位置萌出而可能出现牙齿排列不齐的问题。有研究表明，乳尖牙或乳磨牙早失后，发生恒牙列错𬌗畸形的机会比无乳牙早失者高出 3～4 倍，如果不采取有效措施，邻牙也很容易向缺隙部位倾斜，同时会造成对颌牙伸长。临床上应设计间隙保持器来维持早失牙齿的近远中和垂直间隙，这种方法也称为被动咬合诱导。

一、乳牙早失后的间隙变化及临床表现

乳牙早失后，因邻牙移位、对颌牙伸长，使间隙的近远中径和垂直径变小，乳牙早失时患儿年龄越小，牙列越拥挤，间隙变小的可能性就越大。

1. 乳切牙早失

在颌骨的生长发育过程中，前牙区牙槽骨增长显著以容纳恒牙，故乳切牙早失后间隙变小或消失的可能性较小，但乳前牙的早失对患儿的颜面美观及发音会造成较大的影响。

2. 乳尖牙早失

乳尖牙常常受恒侧切牙萌出时的压迫吸收而早期脱落，间隙极易变小甚至消失，从而导致恒尖牙异位萌出。同时，下颌乳尖牙早失可导致下切牙向远中移动，下牙弓前段缩短，使上下牙弓大小不协调，常造成前牙深覆盖及牙列中线偏移。

3. 乳磨牙早失

第二乳磨牙早失发生间隙丧失的情况较第一乳磨牙多见，但上颌第一乳磨牙早失可能影响恒尖牙的萌出。第二乳磨牙

早失后，常导致第一恒磨牙前移，以致后继前磨牙萌出位置不足而错位萌出及前方牙列拥挤；多数乳磨牙早失，将明显影响咀嚼功能，造成单侧咀嚼和前伸下颌咀嚼习惯，可能造成单侧后牙反𬌗或前牙反𬌗。多数学者认为第一乳磨牙在 8 岁以前早失、第二乳磨牙在 9 岁以前早失应制作间隙保持器。

二、乳牙早失诊断

乳牙早失的诊断主要通过临床检查及 X 线片，如乳牙提前脱落、X 线片显示后继恒牙胚尚未发育或仅形成不到 1/2、牙冠面有较厚的牙槽骨骨质覆盖即可诊断为乳牙早失。

三、乳牙早失的间隙管理

1. 间隙保持器的种类

（1）固定式间隙保持器。

固定式间隙保持器不需要患儿摘戴，体积较小，舒适感佳，在维持缺隙近远中径时较可靠，但其不能恢复咀嚼功能，而且不能有效保持垂直距离。远中导板、带环丝圈式、充填式、舌弓式、Nance 弓间隙保持器均属于此类。

（2）活动式间隙保持器。

活动式间隙保持器患儿可以摘戴，其优点包括美观，可以恢复咀嚼、发音等功能，维持间隙的近远中径和垂直距离效果均较好，同时可以预防口腔不良习惯，但对于不合作的患儿效果差。可摘式功能性保持器属于此类。

2. 间隙保持器的适应证及应用要点

（1）带环丝圈式间隙保持器。

a. 适应证

带环丝圈式间隙保持器（图 1-2-1）是一种用于单侧单个后牙缺失的间隙保持器。在乳牙列期，一般用于单侧第一乳磨牙早失的间隙保持，但对于双侧乳磨牙早失，用其他间隙保持器困难的病例也可选择。如在恒切牙萌出之前，双侧的单个乳磨牙丧失，建议双侧分别使用带环丝圈式间隙保持器，用以代替舌弓，因为恒切牙牙胚位于乳切牙舌侧，常于乳牙舌侧萌出，舌弓会干扰恒切牙的萌出。

b. 应用要点

①丝圈制作使用 0.9mm 直径的不锈钢合金丝，从乳尖牙接触部开始弯曲，焊接在第二乳磨牙带环的颊舌角部，焊接后打磨抛光。

②丝圈的位置应离开牙槽嵴 1 ~ 2mm，不妨碍牙槽嵴宽度的发育。颊舌径要比继承恒牙的冠部颊舌径稍宽，并与邻牙有良好的接触以保持缺隙的宽度，与乳尖牙接触的位置要在远中面最突点或此点稍下方，与第二乳磨牙接触点应在近中外形高点。

③丝圈的强度有限，该装置只限于维持单个缺牙的间隙，且不能承受咀嚼力，粘结剂脱落是最常见的问题，因此需要患者常规复诊以评估间隙保持器。

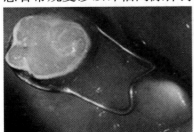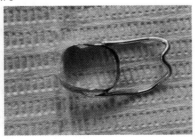

图 1-2-1　带环丝圈式间隙保持器

（2）远中导板式间隙保持器。

a. 适应证

远中导板式间隙保持器（图1-2-2）是第一恒磨牙萌出前、第二乳磨牙缺失时的首选保持器。该间隙保持器沿恒磨牙萌出方向有一个金属或塑料引导面，引导面附着于固位装置。如果第二乳磨牙缺失，远中导板通常用带环固定于第一乳磨牙上，但是这种保持器的不足之处在于其强度不足，不能替代缺失牙发挥功能。如果第一和第二乳磨牙均缺失，由于缺牙间隙跨度大，该保持器需设计为可摘式，远中导板与局部义齿相结合，保持间隙的同时可以恢复部分缺牙功能。

b. 应用要点

①远中导板制作使用宽3.8mm、厚1.3mm的预成腭杆，弯曲成合适的角度，焊接在第一乳磨牙的带环上，或与可摘局部义齿相结合。

②远中导板需延伸至牙槽嵴，第一恒磨牙于骨内萌出前或萌出时，远中导板高度应伸展到第一恒磨牙外形高点下1mm，但有学者表明易感亚急性细菌性心内膜炎或免疫缺陷的儿童牙槽骨内上皮结构并不完整，禁忌使用此装置，以防感染。

③远中导板的刀状部分用来引导恒磨牙的萌出，需准确定位，可以通过治疗前X线片确认（图1-2-3），并在试戴或粘结保持器后拍摄X线片再次确认，如果颊舌向位置不确定，也可以加拍咬合翼片。定位失误和矫治器脱落是应用这类保持器最常发生的问题。

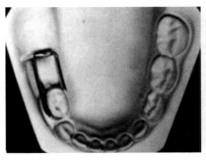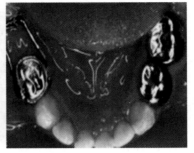

图1-2-2 远中导板式间隙保持器

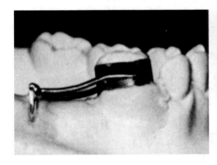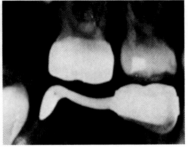

图1-2-3 X线片确定远中导板位置

（3）充填式间隙保持器。

a.适应证

充填式间隙保持器适用于单个乳磨牙早失，间隙近中的牙齿有远中邻面龋，或远中的牙齿有近中邻面龋，龋坏均波及牙髓且需做根管治疗。将钢丝的一端埋在充填体里；另一端弯成弧形接触缺失牙另一邻牙的邻面。

b.应用要点

①间隙一端的牙齿需提前完成牙髓治疗。

②不锈钢丝一端在髓腔中，用粘固粉进行固定，然后充填；另一端弯成弧形，抵住间隙另一侧的邻牙。

（4）舌弓式间隙保持器。

a. 适应证

舌弓式间隙保持器（图 1-2-4）是一种用于下颌的间隙保持器。两侧第二乳磨牙存在，且使用活动式间隙保持器的患儿不合作佩戴者，可以将舌弓的两端固定在第二乳磨牙上，以保持牙弓周长和牙齿间隙。

b. 应用要点

①舌弓的制作使用 0.9mm 的不锈钢丝，焊接在第二乳磨牙的带环上。

②恒切牙牙胚位于乳切牙舌侧，常于乳牙舌侧萌出。舌弓可能干扰恒切牙萌出，通常在下颌切牙萌出后使用。

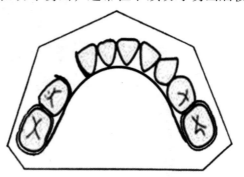

图 1-2-4　舌弓式间隙保持器

（5）Nance 弓间隙保持器。

a. 适应证

Nance 弓间隙保持器（图 1-2-5）是一种用于上颌的间隙保持器。两侧第二乳磨牙存在，上颌多个乳牙丧失，且使用活动式间隙保持器的患儿不合作佩戴者，可以将 Nance 弓的两端固定在第二乳磨牙上，以保持牙弓周长和牙齿间隙。

b. 应用要点

① Nance 弓的前方不应与下颌前牙的切缘相接触。

② Nance 弓前方腭侧弧线的前方通过上腭皱襞，在此处的金属丝放置树脂，制作树脂腭盖板，压在腭盖顶部，从而防止上颌第二乳磨牙的近中移动，有利于固位。

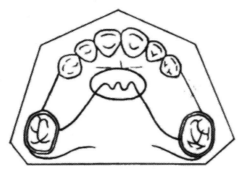

图 1-2-5　Nance 弓间隙保持器

（6）可摘式间隙保持器。

a. 适应证

可摘式间隙保持器是一种功能性活动保持器，其相当于局部义齿，它不仅可以恢复咀嚼、发音等功能，也能维持间隙的近远中径和垂直距离，适用于乳磨牙缺失两个以上者，或两侧乳磨牙缺失，或伴有前牙缺失（图 1-2-6）。同时，该保持器可以克服口腔不良习惯，从美学角度看，可以改变患儿的颜面外形，特别是前牙缺失造成的上唇凹陷，但这种保持器需要患儿和家长密切配合。

b. 应用要点

①制作可摘式间隙保持器需取𬌗关系记录。

②一般情况下，唇颊侧不用基托或尽可能小，以免阻碍生长发育。若因缺失牙位过多，则需要增加唇颊侧基托固位，此时应考虑基托高度，尽量避免影响牙槽骨正常生长发育。相关研究表明，基托高度的设计需要参考患者的年龄：不足

4岁,基托高度应位于牙槽嵴顶到前庭沟距离的1/2以内;4～5岁,基托高度应位于牙槽嵴顶到前庭沟距离的1/3以内;5～6岁,基托高度应位于牙槽嵴顶到前庭沟距离的1/4以内。前牙部位的舌侧基托应离开舌面1～2mm,避免前牙移位。

③可摘式间隙保持器相当于局部义齿,初戴时有异物感,由患儿自行摘戴,因此更需要患儿和家长密切配合。随着患儿颌骨发育需及时磨改保持器唇、颊侧基板边缘,当替换恒牙接近萌出时,应更换为固定式间隙保持器,直至后继恒牙萌出。

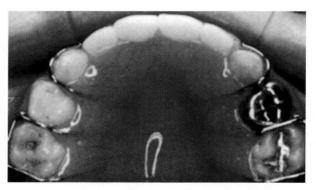

图1-2-6 前牙多数缺失设计可摘式间隙保持器

第三节 乳牙列期反𬌗的早期矫治

一、乳前牙反𬌗的矫治

前牙反𬌗是指在正中咬合时,前牙呈反覆𬌗、反覆盖关系,俗称"地包天"。前牙反𬌗是我国儿童中常见的一种错𬌗畸形,傅民魁等调查结果显示乳牙列期前牙反𬌗的患病率达 14.94%，前牙反𬌗不经矫治有随生长逐渐加重的趋势，一般认为乳前牙反𬌗不经矫正半数以上将发展为恒前牙反𬌗，且症状会有所加重，乳牙反𬌗矫正后，恒牙反𬌗的可能性减少，即使发生，症状也大多较轻。目前，大量的研究认为，为了避免反𬌗对患儿骨骼和肌功能发育、口腔功能、颜面美观和心理健康产生影响，在建𬌗后，儿童能配合的情况下，应尽早矫治，一般认为最佳矫治时机为 3～5 岁，如果矫治时间太早，患儿难以配合治疗；矫治太晚（6～7 岁），乳恒切牙替换，乳牙根已开始吸收，会给治疗带来困难。

（一）乳前牙反𬌗的病因

1. 遗传因素

前牙反𬌗有明显的家族遗传倾向，但作为一种多基因遗传病受到遗传和环境的双重影响，家族资料只能提供一定的参考。有关研究显示，近 50% 的患者 1～3 代的血缘亲属中有类似错𬌗存在，在询问病史时应格外注意父母和亲属的𬌗型和骨型。

2. 先天性疾病

先天性唇腭裂是前牙反𬌗的重要病因之一，因其会导致上颌骨发育不足而引起反𬌗。

3. 后天原因

（1）全身性疾病：垂体功能亢进以及佝偻病会影响下颌骨的发育和代谢，从而造成下颌前突畸形，前牙反𬌗。

（2）呼吸道疾病：由于腭扁桃体或咽扁桃体肥大导致呼

吸不畅而前伸下颌，以扩大咽腔间隙，长期可导致前牙反𬌗。

（3）乳尖牙磨耗不足：高牙尖突出牙弓𬌗平面以上，当咬合时可发生创伤性的过早接触，为避免早接触，下颌反射性跳跃性地向前移位，以避开创伤位，逐渐形成乳前牙反𬌗。

（4）多数乳磨牙早失：咀嚼时被迫使用前牙，下颌逐渐向前移位，日久形成下颌前突，前牙反𬌗。

（5）乳磨牙邻面龋：邻面龋使牙冠近远中径减小，可促使牙齿移位，形成早接触和𬌗干扰，造成乳牙关系不稳，在咬合时易促使下颌向前，造成前牙反𬌗。

（6）口腔不良习惯：伸舌、吮指、咬上唇、下颌前伸习惯及不正确的哺乳姿势都可造成前牙反𬌗，下颌前突。

（二）乳前牙反𬌗的诊断

根据致病机制可以将乳牙期前牙反𬌗分为以下三种类型：

（1）牙源性反𬌗：由于乳牙萌出过程中受阻，上下乳前牙的位置异常，牙轴倾斜度异常，造成单纯前牙反𬌗。

（2）功能性反𬌗：在神经、肌肉的参与下，下颌向前移位所形成的前牙反𬌗。咬合干扰和早接触是诱发功能性前牙反𬌗的主要原因。此外，由于口腔不良习惯、不正确的哺乳姿势、扁桃体肥大等引起的下颌位置前伸所形成的前牙反𬌗和下颌前突也属于此种功能性错𬌗之列。

（3）骨性反𬌗：由于上下颌骨生长不均衡造成的颌间关系异常，表现为下颌发育过度或（和）上颌发育不足。

乳牙列期前牙反𬌗，一般以牙性和功能性反𬌗为主，大多骨骼畸形不明显，若患儿在乳牙期即表现出骨骼畸形，也可适当进行早期干预，恢复下颌正常咬合位置，改善骨面型，解除前牙反𬌗，促进上颌发育，抑制下颌过度发育。

（三）乳前牙反𬌗的矫治方案

1. 上颌𬌗垫附双曲舌簧活动式矫治器

（1）适应证。

上颌𬌗垫附双曲舌簧活动式矫治器（图1-3-1a）适用于多个乳前牙反𬌗，上颌前牙舌向错位，牙轴舌向或直立，反覆𬌗中度者。不适用于前牙反覆𬌗较深的患儿，𬌗垫有压低后牙、升高前牙的作用，佩戴时间太久，会加深前牙覆𬌗。对于下颌发育过度患者，可以在制作舌簧𬌗垫的同时增加下颌导弓（图1-3-2）抑制下颌过度发育；对于伴有上颌发育不足位置后缩的前牙反𬌗患者，应在佩戴𬌗垫舌簧矫治器的同时，配合上颌前方牵引装置，解决牙性问题的同时促进上颌骨发育。

（2）应用要点。

①在下颌后退位制作解剖式𬌗垫，𬌗垫的高度以脱离前牙反𬌗的锁结关系为宜，当反𬌗解除后，应及时磨低𬌗垫（图1-3-1b），以免长期存在𬌗垫压低后牙，同时有利于治疗效果稳定。

②矫治器通常7～10天复诊加力一次，每次打开舌簧1mm，其加力大小以使牙齿不发生严重疼痛为度，有少许肿疼或轻度松动均为正常反应。

③要求患儿吃饭时必须佩戴矫治器，一般在3～6个月内完成矫治。

④反𬌗解除后，应注意调改上下乳前牙的咬合早接触点，特别是过高的乳尖牙牙尖。

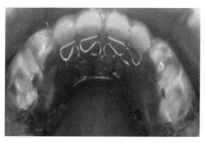
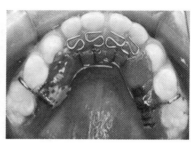

a   b

图 1-3-1 上颌𬌗垫附双曲舌簧活动式矫治器

（a. 初戴矫治器；b. 𬌗垫磨除）

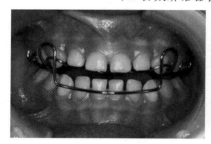
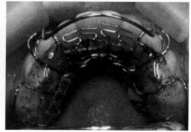

图 1-3-2 下颌导弓

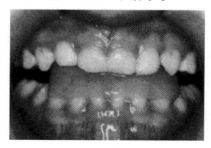

图 1-3-3 下颌联冠式斜面导板

2. 下颌联冠式斜面导板

（1）适应证。

下颌联冠式斜面导板（图 1-3-3）适用于上颌乳前牙舌向错位，反覆𬌗较深，反覆盖不大，牙列整齐，不伴拥挤者。

不适于上颌切牙严重拥挤、反覆盖过大不能后退至对刃的患儿，否则可因下颌后退有限，致使导板斜面的舌面压迫舌倾的上切牙唇面而造成反𬌗加重，反覆𬌗较浅患儿应慎用，前牙斜面导板的使用使后牙脱离接触，佩戴时间太久，后牙升高，有导致前牙开𬌗的可能性。

（2）应用要点。

①导板斜面与上切牙长轴呈 45° 角以引导上切牙向唇侧。如斜面太平，则垂直压入分力过大，不仅压低了切牙可能导致前牙开𬌗，也无引导上切牙向唇侧的力；斜面过陡，上切牙受力过大，不利于上切牙调整（图 1-3-4）。

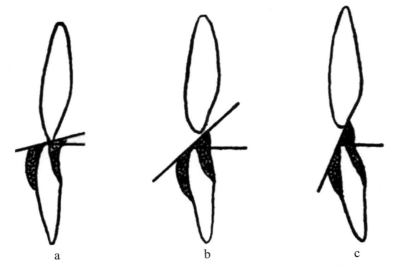

图 1-3-4　下颌联冠式斜面导板的斜面设计示意图
（a. 过平；b. 合适；c. 过陡）

②咬合过程中，导板与上颌前牙接触，而与上颌腭侧黏膜组织无接触，后牙𬌗面离开 2 ~ 3mm。

③若需同时移动 4 颗上颌乳切牙向唇侧，可以将舌侧基托向后牙舌侧延伸至下颌第二乳磨牙舌侧以增加下颌 6 颗前

牙的支抗。

④要求患者吃饭时必须佩戴矫治器，每周复诊一次，逐次调磨降低斜度，反𬌗解除后，及时去除矫治器，防止后牙升高。

3. 下颌𬌗垫矫治器

（1）适应证。

下颌𬌗垫矫治器（图1-3-5）适用于上前牙位置正常，下前牙唇向错位，有散在间隙的反𬌗患者，如同时伴有上颌乳前牙舌向错位者，还可附加导斜面（图1-3-6），纠正前牙反𬌗。

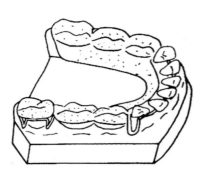 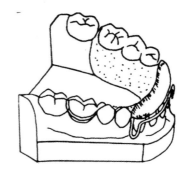

图1-3-5　下颌𬌗垫矫治器　　　图1-3-6　下颌𬌗垫矫治器附加斜面导板

（2）应用要点。

①在下颌后牙上制作𬌗垫，𬌗垫的高度以脱离前牙反𬌗的锁结关系为宜。

②下前牙唇面安置双曲唇弓，每次复诊通过磨减下前牙区基托舌面及唇弓加力，内收唇向错位的下牙向舌侧，关闭下前牙间隙。

4. 调磨法

（1）适应证。

调磨法适用于乳牙期功能性反𬌗,反覆𬌗浅及反覆盖小,下颌位于正中关系位。反𬌗由于咬合高点引起者，应特别注意调改上下颌乳尖牙因磨耗不足而导致的咬合高点。

（2）应用要点。

①首先检查上下颌牙列是否排列整齐，咬合线上是否有高出的牙尖，然后嘱患者放松下颌，让下颌做侧方及前方运动，如有高的牙尖阻挡,则下颌运动受阻或者发生跳跃前伸动作,应配合使用咬合纸检查。

②发现早接触后，仔细调磨高出牙尖，及其近远中斜面,以便下颌闭合运动时无咬合干扰而回到正常的位置，临床中调磨的部位通常为上颌两侧乳尖牙的牙尖和近中切缘以及下颌两侧乳尖牙的牙尖和远中切缘。

③注意分次调磨以解除咬合干扰，若一次调磨过多可能会出现牙本质过敏及牙髓炎症状。

5. 功能矫治器 FR Ⅲ

功能矫治器 FR Ⅲ（图 1-3-7）主要是利用咀嚼肌的力量及改变口周肌肉力量的平衡来达到矫治反𬌗的目的，对于有些轻度上颌发育不足所致的骨性Ⅲ类错𬌗畸形，下颌能后退至前牙切对切位置，可采用 FR Ⅲ 进行治疗。上颌颊屏去除了颊肌对上牙弓的压力促使上颌骨宽度得以开展，上颌唇挡去除了唇肌对上牙弓的压力促使上颌骨向前生长。另外,唇挡、颊屏等对移行皱襞黏膜的牵拉也可刺激牙槽骨的生长。

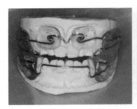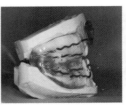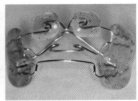

图 1-3-7　功能矫治器 FR Ⅲ

6.上颌前方牵引器

上颌前方牵引器主要适用于上颌骨发育不足，位置后缩的骨性乳前牙反𬌗，牵引力每侧 500 ~ 800g。乳牙期使用上颌前方牵引器时，应注意将上牙弓多个牙连接成一个整体，以最大程度前移上颌骨而不是前牙，可设计用卡环固定的上颌平面式𬌗板，如卡环固位不够理想，也可以选择压膜式前方牵引装置（图 1-3-8），但应注意口腔清洁，并避免长期使用。

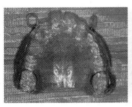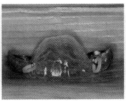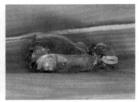

图 1-3-8　压膜式前方牵引装置

7.头帽颏兜牵引矫治器

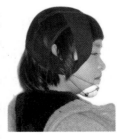

头帽颏兜牵引矫治器（图 1-3-9）主要适用于下颌骨发育过度，导致骨性乳前牙反𬌗的患者，该矫治器可以抑制下颌生长，牵引力值不宜过大（小于 400g）。关于颏兜抑制下颌生长的临床效果评价一直存在争议，有待进一步研究。

图 1-3-9　头帽颏兜牵引矫治器

二、乳后牙反𬌗的矫治

乳后牙反𬌗不仅对混合牙列期、恒牙列期的咬合关系造成严重影响，还会影响下颌的正常发育，增加下颌永久性偏斜及面部发生不对称的可能性。有研究表明，乳后牙反𬌗未经治疗的患儿，90% 以上第一恒磨牙萌出后为反𬌗关系；而经治疗者，84% 在上下颌第一恒磨牙萌出后呈正常咬合关系。乳后牙反𬌗虽然发生率低，但会随着年龄增长有逐渐加重的趋势。因此，应及时治疗乳后牙反𬌗。

（一）乳后牙反𬌗的病因

（1）多数乳牙，尤其是后牙龋坏，只能用另一侧咀嚼，久而久之可导致单侧多数后牙反𬌗。

（2）一侧后牙有咬合干扰，咀嚼时为避免咬合干扰而导致下颌偏向一侧（图 1-3-10），可引起单侧后牙反𬌗。

（3）长期托腮习惯，导致下颌一侧压力过大，使下颌偏向另一侧，引起单侧后牙反𬌗。

（4）长期口呼吸习惯导致上颌宽度发育受限，上牙弓狭窄，引起双侧后牙反𬌗。

（5）腭裂以及腭裂修复术后患者上颌发育不足，常引起后牙反𬌗。

（6）巨舌症、不良舌习惯等造成下颌牙弓过于宽大，也会引起后牙反𬌗。

（7）双侧乳后牙早失造成前伸咀嚼习惯也会导致双侧后牙反𬌗。

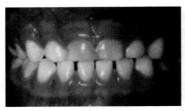 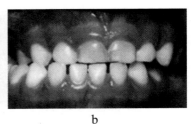

a   b

图 1-3-10

（a. 闭口时上下颌牙列刚发生接触；
b. 上颌乳尖牙𬌗干扰导致最大牙尖交错位后牙反𬌗）

（二）单侧乳后牙反𬌗矫治方法

（1）及时治疗后牙区龋齿，改正单侧咀嚼习惯。

（2）仔细检查并调改单侧乳尖牙及乳磨牙咬合的早接触点以便下颌尽早地回到正常的闭合道位置。

（3）单侧𬌗垫式活动矫治器，在健侧做𬌗垫升高咬合，双曲舌簧移舌向错位的后牙向颊侧。

（三）双侧乳后牙反𬌗的矫治方法

（1）双侧乳后牙早失引起前伸咀嚼导致的后牙反𬌗应及时恢复后牙区咬合。

（2）上牙弓狭窄，即使是轻度的牙弓狭窄也可导致𬌗干扰，迫使下颌偏移，达到一个新的最大尖窝交错位，此时上颌需要适度扩弓；上颌严重狭窄可以导致上颌牙齿与下颌牙齿反咬合在尖窝交错的位置，此时则在闭口时下颌不发生偏斜，这也不利于反𬌗的早期发现和早期纠正。此类治疗多采用扩大上颌牙弓的方法。

a. 活动式螺旋扩弓器

螺旋扩弓器（图 1-3-11）是一种常用的活动式扩弓

矫治器，用于双侧后牙反𬌗，螺旋扩弓器置于双侧基托中央，位于上颌软硬腭交界处，使用该装置时一定要有良好固位，如果固位不佳，加力后矫治器脱位或浮于上牙弓上，力量就不能很好地传至上颌基骨。

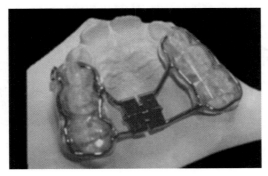

图 1-3-11　螺旋扩弓器

b. 分裂簧式扩弓器

分裂簧可用直径 0.8 ~ 0.9mm 的不锈钢丝弯制成菱形，因菱形分裂簧的打开加力呈扇形，如需平行扩弓，应设计双菱形分裂簧，开口相背，基底相邻，两基底相距 2mm 左右。

c. 四眼圈簧扩弓器和 W 形扩弓器

四眼圈簧扩弓器（图 1-3-12）和 W 形扩弓器（图 1-3-13）属于固定式扩弓矫治器，适用于上颌后段牙弓狭窄导致的双侧后牙反𬌗，患儿佩戴活动矫治器不能配合者。

无论采用哪种扩弓器，乳牙列期腭中缝都会有所开展，说明这不仅仅是牙性扩弓。多数后牙反𬌗需要 2 ~ 3 个月的主动矫治及 3 个月的保持。

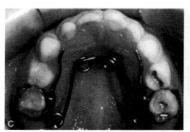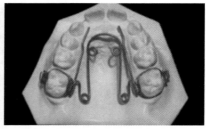

图 1-3-12　四眼圈簧扩弓器

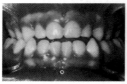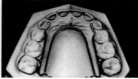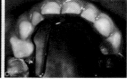

图 1-3-13　W 形扩弓器

第二章 替牙期矫治方案设计

第一节 替牙期暂时性错殆的临床表现

替牙期为 6 ~ 12 岁，此年龄段儿童处于混殆牙列期，口腔检查时应注意鉴别暂时性错殆的表现，同时检查与评估牙齿数目、形态、萌出及殆发育情况。此阶段淋巴系统的发育处于高峰期，扁桃体肥大或咽部腺样体增生常常影响儿童呼吸道的通畅，致使患儿张口呼吸，久之容易形成开唇露齿等牙颌畸形。替牙期乳牙开始脱落，恒牙相继萌出，乳恒牙替换过程中可能出现暂时性错殆畸形。乳牙早失间隙管理不当等均易出现牙列紊乱，引起错殆畸形，因此应注意防治错殆畸形。

此期，错殆畸形的临床表现与替牙期儿童颌骨较牙的生长发育滞后有关，是乳恒牙替换时牙量与骨量仍处于调整状态的自然现象，暂不需要矫治。

（1）上中切牙间隙：替牙期出现上中切牙间隙的原因可

以是生理性的，也可以是病理性的。生理性：表现为替牙期恒尖牙暂未萌出，上中切牙间可见 2mm 左右的间隙。这是由于侧切牙牙胚萌出过程中挤压中切牙牙根所致，暂不需要矫治，应密切观察。病理性：常系中切牙间多生牙或上唇系带附丽过低等因素导致，可通过 X 线片或临床检查做出判断。

（2）上颌侧切牙偏远中：上颌侧切牙初萌时牙冠向远中倾斜，这是由于上颌尖牙位置较高，萌出时压迫侧切牙牙根而造成的，应密切观察。

（3）暂时性牙列拥挤：恒切牙萌出时出现暂时性牙列拥挤的现象，这可能是因为恒牙较乳牙牙冠大，随着颌骨的生长发育和替牙间隙的利用，可自行调整。

（4）暂时性远中𬌗：上下第一恒磨牙建𬌗初期可能为远中尖对尖的关系，当乳磨牙与前磨牙替换后，利用上下颌替牙间隙之差可以自行调整为中性关系。

（5）暂时性深覆𬌗：上下切牙萌出早期出现前牙深覆𬌗，当第二恒磨牙生长及恒前磨牙建𬌗时，后牙牙槽骨高度有所增加，深覆𬌗现象可自行解除。

（6）上唇系带附丽过低：临床上可见替牙期上中切牙间出现牙间隙。可以通过正畸治疗关闭间隙，待间隙关闭后，通过外科手术升高系带的附着位置，并切除多余的纤维结缔组织，以保持间隙关闭后的效果。若间隙关闭后未行系带修整术或手术不当，残余结缔组织，由于上唇的牵拉常使关闭的中切牙间隙又重新出现。

第二节　口腔不良习惯的早期矫治

　　儿童口腔不良习惯主要包括吮指、吐舌、异常唇、口呼吸等，均可影响咬合的正常发育。危害的产生及其程度依不良习惯的频率、强度及持续时间而异。对于由口腔不良习惯导致的错𬌗畸形的治疗，首先应破除不良习惯。

一、吮指习惯

　　婴儿3～4个月时常会出现吮指习惯，这是婴儿早期学会的神经反射行为之一。一般情况下，2～3岁有吮指习惯可视为正常的生理活动，4～6岁逐渐减少而自行消失。此后，若吮指习惯仍存在且具有一定的强度，就会导致明显的错𬌗畸形。

　　临床表现：吮指习惯导致的错𬌗畸形的类型与吮指的种类和部位、颊肌收缩的张力及吮吸时的姿势有关，其严重程度与吮吸的强度、持续时间、频率等因素有关。如吮拇指时将拇指置于正在萌出的上下颌前牙之间，则会阻止前牙的正常萌出，造成前牙圆形开𬌗畸形。舌体处于较低位置而减弱了舌肌施加于上牙弓腭侧的力量，同时两侧颊肌收缩从而导致牙弓狭窄，腭盖高拱，上前牙前突，开唇露齿等。由于拇指长期压迫上腭，使其凹陷，妨碍鼻腔向下发育；同时吮指动作有压下颌向后的作用，可形成远中错𬌗。吮小指或示指时可导致局部小开𬌗，若此时继发伸舌习惯，则会加重开𬌗畸形的程度。

矫治方法：首先要教育患儿改正不良的吮指习惯，其次可借助于唇挡、腭网、颊屏（图 2-2-1，图 2-2-2）等破除不良习惯。

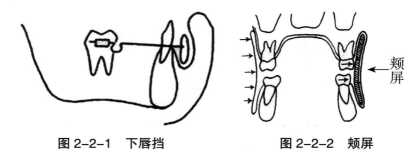

图 2-2-1　下唇挡　　　　　图 2-2-2　颊屏

二、吐舌习惯

吐舌习惯多发生于替牙期，此期儿童常用舌尖舔松动的乳牙、乳牙残根或初萌的恒牙，日久会形成吐舌习惯。此外，吐舌习惯也可继发于其他口腔不良习惯，如吮指、口呼吸、异常吞咽习惯等。患有鼻咽部疾病如慢性扁桃体炎、慢性咽炎等，患儿常将舌体伸向前方，以保持呼吸道通畅，从而诱发不良伸舌习惯。

临床表现：吐舌习惯由于将舌顶在牙的舌侧，增大了舌肌对牙的压力，使前牙呈开𬌗状，甚至形成前牙反𬌗，也会妨碍恒牙萌出至𬌗平面，从而形成局部性开𬌗。由于舌体两侧薄、中间厚，因而可形成前牙梭形开𬌗。若舌肌的压力分别抵在上下颌前牙舌侧，前者可导致上前牙唇倾，形成深覆盖；后者可导致下前牙唇倾，甚至形成反𬌗。有时舌体向前方伸展，也可使下颌向前移位，造成下颌前突畸形。

矫治方法：首先要教育患儿改正不良的吐舌习惯，并教导患儿建立正确的吞咽习惯；对于扁桃体肥大、慢性扁桃体炎的患儿应在正畸治疗前于耳鼻喉科进行综合治疗；必要时可以制作腭珠、腭刺、腭屏、腭网（图2-2-3）等破除吐舌习惯。

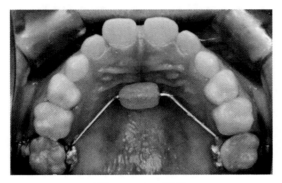

图 2-2-3　腭珠

三、异常唇习惯

女性多见，儿童可能因情绪原因而出现咬唇动作。若长期存在即可形成咬唇习惯。异常唇习惯可单独存在，也可伴有吮指等其他不良习惯。异常唇习惯主要包括咬下唇习惯、咬上唇习惯以及覆盖下唇习惯。

咬下唇习惯：其发病率居首位。咬下唇时，下唇处于上前牙舌侧和下前牙唇侧，增加了对上前牙的唇向压力及对下前牙的舌向压力，妨碍下牙弓及下颌向前发育，下前牙出现拥挤；同时使上前牙唇侧移位、前突而出现牙间间隙，导致前牙深覆盖、深覆𬌗、上前牙前突、下颌后缩、开唇露齿、前牙切割和发音功能障碍（图2-2-4）。

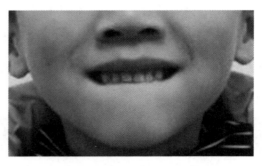

图 2-2-4　咬下唇习惯

咬上唇习惯：此类患者上前牙舌倾，常可形成前牙反殆，下颌前突呈近中错殆。

覆盖下唇习惯：由于口腔不良习惯或其他因素造成严重前牙深覆盖的存在，使下唇在休息位时处于上下前牙之间，且被上前牙覆盖，这种现象称为覆盖下唇习惯或继发性下唇卷缩。此时由于下唇压力的存在，加重了上前牙唇倾及下颌远中错殆的程度（图 2-2-5）。

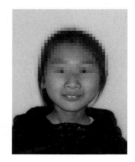

图 2-2-5　覆盖下唇习惯

矫治方法：首先要教育患儿改正不良的唇习惯，同时尽早通过正畸治疗矫正存在的错殆畸形，必要时可制作唇挡，唇肌功能训练器等装置破除不良唇习惯。

四、口呼吸习惯

因慢性鼻炎、鼻窦炎、腭扁桃体或咽扁桃体肥大等鼻咽部疾病使鼻呼吸道阻塞而长期习惯张口呼吸。

发病机制及临床表现：由于张口呼吸时口腔气压加大而

鼻腔气压相对减小，从而破坏了口鼻腔气压的平衡，致使鼻腔不能向下扩展，且气流从口腔通过妨碍了硬腭正常下降，致使腭穹隆高拱。且口呼吸时，颊肌压迫牙弓两侧，妨碍了牙弓宽度的发育，形成牙弓狭窄、上前牙前突、开唇露齿等现象。为了扩大鼻咽通道，患儿被迫将头抬起前伸，下颌被牵引向下，下颌下垂，久之可发展为下颌后缩畸形（图2-2-6）。

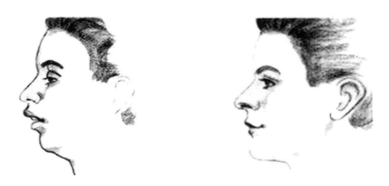

图2-2-6 口呼吸与鼻呼吸侧貌

临床诊断：检查鼻及咽呼吸道是否通畅。最简单的检查方法是让患者闭口，做深吸气、呼气，正常时外鼻翼会扩张，即鼻孔的大小及形态随呼吸而变化；或用少许棉花放在鼻孔前，呼吸时可明显见到棉花飘动。此外，也可用一块双面镜平放在患者鼻孔与口裂之间，1～2分钟后观察镜子中口面和鼻面的镜面是否有雾气，以判断是否有口呼吸。

婴幼儿时期腺样体较为发达，6～7岁后开始萎缩，10岁后完全退化。由于腺样体过度增生或鼻咽部炎症刺激致使腺样体肥大，影像学表现为鼻咽腔顶后壁软组织增厚。

防治方法：上气道阻塞常会影响错𬌗畸形患者矫治的疗效，正畸治疗前及时解除上气道阻塞，建立正常的鼻呼吸意义重大。首先应治疗慢性或急性鼻呼吸道疾病，儿童及青少年正畸治疗前考虑切除肥大的腺样体、扁桃体；成人一般腺样体萎缩不需要手术，对正畸治疗过程无影响。年幼儿童畸形尚不严重时，可用前庭盾（图 2-2-7）改正口呼吸习惯。前庭盾置于口腔前庭部分，双侧延至第一磨牙，前份与前突的上切牙接触，双侧后份离开后牙 2 ~ 3mm 以促进切牙压入，后牙弓扩大。

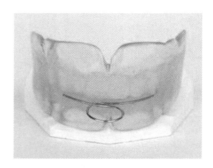

图 2-2-7 前庭盾

第三节 牙齿发育异常的早期矫治

牙齿发育异常最常见为多生牙及乳牙滞留，其次是牙齿形态异常、先天缺牙等。

一、多生牙的早期矫治

（1）病因：牙胚在发育过程中出现异常，形成一个或数个多生牙，多为遗传因素或先天发育异常导致。

（2）临床表现及诊断：多出现于上颌，其牙冠萌出方向一般朝向殆方,但在中切牙区也会出现冠根倒置,冠朝向鼻底。多生牙形状可同正常牙,但更多为过小牙、畸形牙。常伴有邻牙错位、扭转,未萌多生牙常使恒牙中出现间隙,最常见为埋伏多生牙所致的上中切牙间隙,X线片可确诊(图2-3-1)。

（3）矫治方法:尽早拔除多生牙,密切观察恒牙萌出情况。有些多生牙拔除后恒牙可自动调整至正常位置。对恒牙严重错位、扭转或已形成反殆而不能自行调整时,可使用简单的矫治器矫治恒牙错位。如阻生牙冠根倒置且高位,不压迫邻近恒牙牙根,不妨碍恒牙移动者,拔除较困难时,可定期观察,暂不予处理。

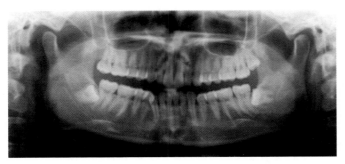

图2-3-1　左上中切牙根尖处多生牙

二、乳牙滞留的早期矫治

（1）病因:恒牙胚因外伤、异位、萌出道异常使乳牙根完全或部分未被吸收。此外,可因乳磨牙严重龋坏致根尖周炎造成乳牙根粘连而滞留。

（2）诊断:主要通过临床检查评估乳牙是否逾期未脱落,恒牙是否异位等。常见为下切牙和上切牙舌向萌出,上尖牙阻生、唇向或异位萌出而相应的乳牙未脱落。如系乳磨牙粘连者，常可见龋损或充填治疗史，可通过 X 线片确诊（图 2-3-2）。

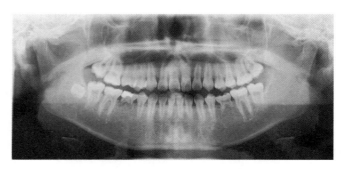

图 2-3-2　下颌双侧第二乳磨牙滞留

（3）矫治方法：应先拍摄 X 线片，确定有相应恒牙胚存在时尽早拔除滞留乳牙，以便恒牙萌出调整。有些恒牙在观察数月后常可萌出至正常位置。如下切牙舌向萌出，拔除滞留下颌乳切牙后，若间隙足够，在舌活动的作用下舌向错位的下切牙常能唇向移动至正常位置。上切牙舌向萌出与下切牙形成反𬌗者常需矫治。乳磨牙粘连者在拔除粘连的乳磨牙后，应密切观察前磨牙的萌出情况。如前磨牙牙根已基本形成但又缺乏自行萌出能力时，应根据患者的牙龄、上下牙列拥挤等情况综合考虑后再决定是否进行牵引助萌。

三、先天性缺失牙的早期矫治

（1）病因：牙胚发育异常所致。

（2）临床表现及诊断：表现为一个或多个牙甚至全口牙缺失。乳牙列较少见，多见于恒牙列。较常发生缺失的牙依次为上下颌第三磨牙、下颌切牙、上颌第二前磨牙、下颌第二前磨牙及上颌侧切牙（图 2-3-3）。多数牙缺失或全口缺牙称为无牙畸形，常伴有外胚叶组织发育异常，如缺少汗腺、毛发、指甲等。可通过临床检查确诊。

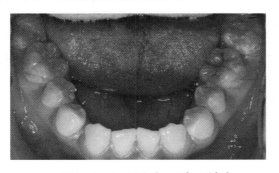

图 2-3-3　下颌切牙先天缺失

四、恒牙早萌的早期矫治

（1）病因：乳恒牙替换期间恒牙过早萌出，此时恒牙牙根刚开始形成或尚未形成，早萌牙易受外伤或感染而脱落。多系乳牙根尖周感染破坏了牙槽骨及恒牙胚的牙囊，使后继恒牙过早萌出。

（2）诊断：恒牙萌出过早时，临床检查可发现早萌牙常有轻度松动，X 线片示恒牙根尚未形成或仅有近颈 1/3 牙根形成。

（3）矫治方法：早萌牙因无牙根或牙根很短易受外伤、感染而脱落，因此应阻止其继续萌出，待牙根形成至适当长度后再让其萌出。临床上可用阻萌器阻止早萌牙萌出。阻萌器是在丝圈式缺隙保持器上加焊一根阻萌丝（图 2-3-4）。并定期观察牙根发育情况，如牙根已形成 1/2 以上时可取下阻萌器。

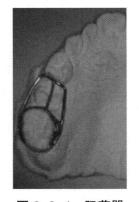

图 2-3-4　阻萌器

五、恒牙萌出顺序异常的早期矫治

（1）病因：乳牙根吸收异常、乳牙滞留、乳牙根与牙槽骨粘连、乳牙冠的不良充填、恒牙胚的牙囊未被吸收等均可引起乳恒牙替换紊乱。此外，也与遗传因素有关。

（2）诊断：临床检查可以确诊，必要时参考全口曲面断层片。

（3）矫治方法：如第二磨牙先于前磨牙、尖牙萌出，可用第一磨牙前的固定舌弓维持牙弓长度，以便后继尖牙、前磨牙替换后有足够的间隙自行调整排齐。如第二磨牙已向前移或已形成远中磨牙关系，则需设计唇挡等矫治器将第二磨牙推向远中，以便保持磨牙中性关系。

第四节　反𬌗的早期矫治

一、前牙反𬌗的早期矫治

替牙期前牙反𬌗存在功能性与骨性的混合因素，因此要重点判断患者现有错𬌗类型并预判反𬌗的发生发展趋势。替牙期反𬌗的治疗复杂且多变，是前牙反𬌗治疗的关键时期。无论何种类型的反𬌗，首先要移动上下前牙解除反𬌗以利于上下颌骨正常生长，防止骨性前牙反𬌗的发生及发展。反𬌗解除后需密切观察替牙过程，防止反𬌗的复发和拥挤的发生。

对于功能性反𬌗患者，矫治目的与乳牙期相同，通过下颌向后下旋转和调整上下切牙倾斜度解除前牙反𬌗，一般不需要拔牙。对于存在骨性反𬌗趋势者，要区分问题是在上颌还是下颌。上颌发育不足者可行前方牵引治疗，可配合快速扩开腭中缝以利于牵引的效果（图2-4-1）。下颌发育过度者很难抑制下颌生长，治疗难度较大。此类患者反𬌗的解除主要通过上下前牙的代偿，必要时可配合上颌前方牵引治疗。

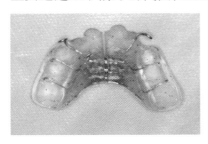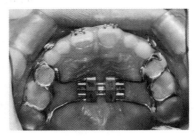

图 2-4-1　快速扩弓矫治器配𬌗前方牵引

　　替牙期前牙反𬌗伴有拥挤病例的矫治一般遵从以下原则：只要拥挤不影响反𬌗的矫治，不要急于减数特别是上颌减数。常见为上颌侧切牙舌向错位呈反𬌗并前牙拥挤，若经模型分析为牙弓间隙及前牙槽发育不足者，可采用𬌗垫舌簧矫治器（图2-4-2）或简单固定矫治器如"2×4"技术，通过唇倾上前牙解除反𬌗。而对诊断尚难确定的伴拥挤的前牙反𬌗者，一般应观察至替牙完成后再进行治疗。

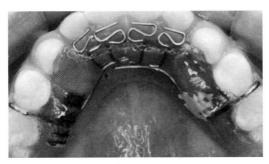

图 2-4-2　上颌𬌗垫舌簧矫治器

二、后牙反𬌗的早期矫治

替牙期儿童的后牙反𬌗相对常见，通常是由于上颌牙弓过窄，也常见于有长期不良吮吸习惯的儿童，但也要考虑到后牙反𬌗是否与上颌后缩或下颌前突有关。

1. 单侧后牙反𬌗

病因：多系乳尖牙及少数乳磨牙的𬌗干扰导致后牙反𬌗，也可以是一侧乳磨牙龋坏而长期单侧咀嚼所致（图 2-4-3）。

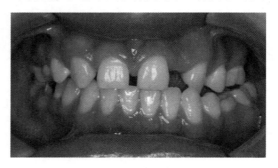

图 2-4-3　左侧后牙反𬌗

矫治方法：①调𬌗。仔细调改尖牙及乳磨牙，去除𬌗干扰；②及时治疗后牙龋坏，摒除单侧咀嚼习惯；③采用单侧𬌗垫式活动矫治器，健侧做𬌗垫升高咬合，双曲舌簧移舌向错位的后牙向颊侧。

2. 双侧后牙反𬌗

病因：可因咬合干扰、舌习惯、乳后牙早失、前伸咀嚼、腭裂修复术后上牙弓狭窄所致。

矫治方法：①调𬌗。仔细调𬌗，去除𬌗干扰，使之不妨碍下颌功能运动。②扩展狭窄的上颌牙弓。除非第一恒磨牙6个月之内就会萌出，否则最好待上颌第一恒磨牙萌出后再

开始治疗。如系上牙弓狭窄，可以扩大上牙弓以纠正后牙反
𬌗。③可选用活动式扩弓矫治器，附双侧上颌后牙𬌗垫，腭
侧用分裂弹簧或扩大螺旋以扩大上牙弓，纠正后牙反𬌗；也
可选用固定式扩弓矫治器，采用 W 形弓或四眼圈簧扩弓矫治
器扩大上牙弓，纠正后牙反𬌗。四眼圈簧矫治器适用于伴有
吮指习惯的后牙反𬌗者。这种矫治器因圈曲增加了弓丝长度，
加力后弓丝可以移动的范围较 W 型弓略大而力量并不增大。

第五节　深覆𬌗及深覆盖的早期矫治

一、牙性深覆𬌗的早期矫治

（1）暂时性前牙深覆𬌗：上颌恒切牙较下颌恒切牙先行
萌出时形成深覆𬌗，这种现象可能是暂时的，可随牙列建𬌗
的完成自行纠正。

（2）病理性前牙深覆𬌗：多数为牙性、功能性，磨牙多
为安氏Ⅱ类关系，可表现为上切牙前突、上切牙间隙、上切
牙间多生牙、侧切牙舌向错位、上前牙牙弓狭窄或下切牙先
天性缺失伴深覆𬌗、下颌后缩等。多有吮指、咬下唇及覆盖
下唇习惯，后者常可致吞咽时吮吸压力的刺激而进一步加重
畸形。过突的上前牙影响美观且易造成前牙外伤，不良的唇
习惯也会影响正常建𬌗及上下颌骨的生长发育，因此应早期
矫治。

矫治方法：①拔除上颌多生牙，纠正上前牙前突并关闭
牙间隙，唇向开展下前牙；②下前牙舌倾者，采用下颌唇挡

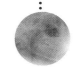

撑开下唇，从而打破下前牙内外力量的平衡，在舌肌的作用下，下前牙唇向移动从而减小前牙深覆盖；③ "2×4" 矫治技术：可矫治替牙期上前牙舌向错位、前突的深覆𬌗/盖；④下切牙先天性缺失者视下切牙长轴矫治后间隙的情况酌情处理，必要时做义齿修复以保持上下切牙正常的覆𬌗、覆盖关系；⑤改正不良习惯：常需辅以破除不良习惯的矫治装置，如双曲唇弓上焊向下的唇挡丝（图 2-5-1），以及装下唇挡、前庭盾等；⑥肌功能训练：若咀嚼肌功能过度活跃，磨牙区咬合高度降低，下颌角前切迹加深，形成了下颌平面低角状态，造成前牙深覆𬌗（图 2-5-2）。通过肌功能训练可缓解肌肉的过度功能活动，增加磨牙区咬合高度，使较深的角前切迹消失，促进下颌向前下方生长，从而改善近远中向及垂直向关系。

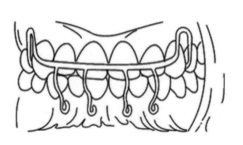

图 2-5-1　下唇挡丝

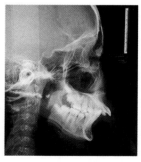

图 2-5-2　前牙深覆𬌗，角前切迹深

二、骨性深覆𬌗的早期矫治

矫治原则：唇向开展上前牙，解除闭锁𬌗，消除下颌骨向前生长发育的障碍，协调上下颌骨关系，同时抑制前牙及前牙槽的发育，刺激后牙及后牙槽的发育。

矫治方法：骨性前牙深覆盖即因上颌前突或发育过度、下颌后缩或发育不足，也可两者共同引起。早期诊断较困难，常需结合家族史、面型分析、模型测量及头影测量辅助诊断。下颌后缩或下颌发育不良的骨性深覆盖者可采用导下颌向前的功能性矫治器如斜面导板、肌激动器（图2-5-3）、Twin-block矫治器（图2-5-4）等，以促进髁突生长改建及下颌向前生长。待上下颌关系基本纠正后再行二期固定矫治。上颌骨前突或发育过度所致的前牙深覆盖应考虑早期应用口外矫形力，抑制上颌向前生长而下颌则可继续向前生长，从而减小深覆盖。

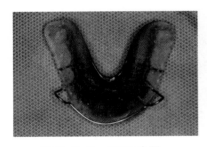

图 2-5-3　肌激动器

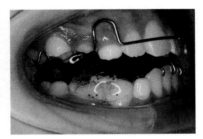

图 2-5-4　Twin-block 矫治器

第六节　开𬌗的早期矫治

一、牙性开𬌗

牙性开𬌗多与口腔不良习惯有关，如吮指和吐舌。有时吐舌习惯是患儿出现开𬌗后的继发表现，并加重了开𬌗的程度。这些不良习惯还会造成上前牙唇倾、上牙弓狭窄、后牙反𬌗等问题。矫治的重点是破除不良习惯，如患儿上下颌骨位置关系正常，在破除吮指习惯后前牙开殆会有显著改善。可用活动矫治器加舌屏、腭刺改正不良习惯，后牙萌出过多可在对颌后牙区加殆垫以压低后牙。年幼儿童一般在破除不良习惯后，上下切牙可自行生长建立覆殆，如患者年龄较大切牙不能自行调整时，根据面部突度、唇齿关系、下颌角大小可在开殆的上下切牙上粘托槽进行垂直牵引。

二、骨性开殆

骨性开殆需要分析病因是否为缺钙所致，如系全身因素引起的畸形则应配合补钙及全身治疗。去除病因的同时积极开展生长改良治疗，生长早期患者除用前述矫治器外应配合颏兜进行口外垂直牵引。口内矫治器的殆垫应制作得较高，以便高效传递垂直牵引力，刺激下颌髁突的生长及下颌支的增长，引导下颌骨的正常生长。

第七节　早期生长控制和颌骨矫形治疗

替牙期存在颌骨畸形最好的治疗方法是利用患者的生长潜力进行生长改良。此期儿童生长发育潜力仍然很大，组织对外力刺激的反应极为活跃，颌骨矫形效果非常明显，是正畸治疗的最佳时机，因此在替牙期进行生长改良更为适宜。若矫治时间过早，随着患者的生长发育畸形可能再次复发。一般在青春生长高峰期前 1 ~ 3 年及生长高峰期进行早期矫形治疗，约在 10 ~ 12 岁前进行（男性高峰期晚于女性 2 年左右）。

一、上颌发育过度

骨性Ⅱ类患者常表现为上颌骨发育过度、上颌前突、上前牙唇倾，且伴有垂直向发育过度引起下颌向后下旋转，加重Ⅱ类骨面型。此类患者可通过口外矫形力如口外弓配合颈带矫治器和头帽（图2-7-1）抑制上颌骨的生长发育；若同时伴下颌骨发育不足者也可使用功能矫治器如改良型Activator，抑制上颌骨生长的同时促进下颌骨向前生长，改善上下颌骨的矢状向不调。要求患儿每天佩戴时间至少12个小时，牵引力一般为每侧500 ~ 800g。

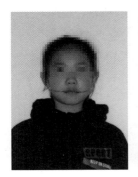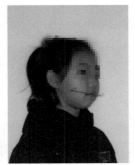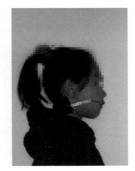

图 2-7-1　口外弓配合颈带矫治器

二、上颌发育不足

上颌发育不足表现为上颌前后向、垂直向及横向的三维方向上的发育不足，其中前后向发育不足常伴垂直向发育不足，表现为上颌后缩、前牙反𬌗、面中1/3凹陷，俗称"地包天"。

早期矫治多采用前方牵引装置（图2-7-2），通过前方牵引促进上颌骨向前下生长，同时促进下颌骨顺时针向后下旋转。有研究表明，年龄较小的儿童前方牵引产生的骨性效应较明显，年龄较大的患儿产生的牙性效应更多。一般认为在儿童 6～8 岁进行前方牵引是促进上颌骨向前发育的较好时机；也有学者认为前方牵引促进上颌骨生长的较佳年龄为 8～11 岁。上颌前方牵引最好在上颌第一恒磨牙萌出后进

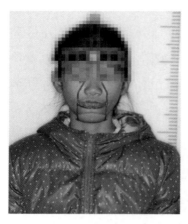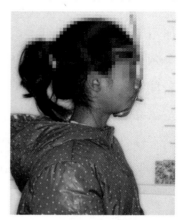

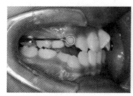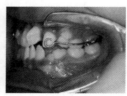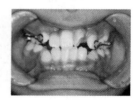

图 2-7-2　前方牵引矫治器

行，有利于增强支抗。一般在第一恒磨牙和乳磨牙上制作铸造带环，并与横腭杆及 Nance 托焊接为一体，尖牙处放置牵引钩。若患者反覆𬌗较深，可在下颌制作压膜式𬌗垫或在口内固位装置上制作铸造式𬌗垫，以解除前牙锁结。牵引力的方向为向前下与𬌗平面呈 37° 角，牵引力大小为每侧 500～1000g，戴用时间为每天 10～12 小时，一般要求尽量延长戴用时间。下颌平面角较小且反覆𬌗较深者，施力点放在上颌磨牙处，向前下方牵引，可在刺激上颌向前生长的同时刺激上颌后部垂直高度的增加，从而使下颌向后下旋转，利于解除反𬌗；下颌平面角较大且反覆𬌗较浅者，施力点宜放

于上牙弓前部，促进上颌骨前部向前下生长，从而在纠正Ⅲ类骨关系的同时，在垂直向改善覆𬌗关系；下颌平面角正常者，施力点放于上颌前部，牵引力方向较水平为宜。若患者口内牙齿条件无法为前牵装置提供固位，也可采用功能矫治器，如FR Ⅲ矫治器（图2-7-3）。

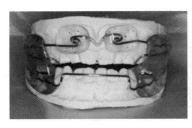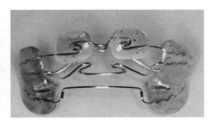

图2-7-3　FR Ⅲ矫治器

三、下颌发育过度

下颌发育过度表现为下颌前突、前牙反𬌗、面下1/3过长。常采用头帽颏兜进行矫治（图2-7-4）。有研究表明，头帽颏兜对抑制下颌生长发育的作用并不确定，此种方法不能抑制下颌的生长，只是能改变下颌骨的生长方向，使下颌向后下旋转，这会导致下颌面高增大，恶化骨性Ⅲ类面型，尤其对高角患者不利。对于严重下颌前突患者，依靠生长改良无法纠正骨性畸形，需在生长发育结束后进行正畸、正颌联合治疗。

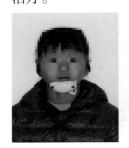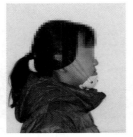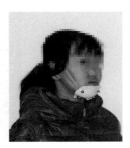

图2-7-4　头帽颏兜

四、下颌发育不足

下颌发育不足常见于骨性Ⅱ类患者，典型表现为下颌后缩伴前牙深覆𬌗、深覆盖，面下1/3高度不足。常见的原因有功能性因素如上牙弓狭窄、咬下唇等口腔不良习惯以及鼻炎、咽炎等鼻咽部疾病；也存在骨性因素，如下颌骨发育不足、位置后缩等。

对于轻中度下颌发育不足患者，常采用功能性矫治的方法刺激下颌生长，协调上下颌骨的矢状向关系。一般常用的功能性矫治器有活动性矫治器如功能调节器（图2-7-5）、肌激动器（图2-5-3）和固定矫治器如Herbst矫治器（图2-7-6）、Forsus矫治器等。重度下颌后缩者，应等到生长发育完成后通过正颌手术矫治骨性畸形。下颌后缩伴上颌发育过度者，常采用功能性矫治器改良型Activator矫治器，或口外弓与肌激动器（图2-6-1）联合使用。

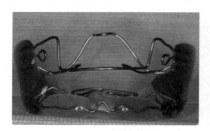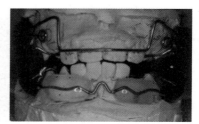

图 2-7-5　功能调节器 FR Ⅱ

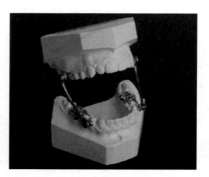

图 2-7-6　Herbst 矫治器

第八节 肌功能训练

一、舌肌功能训练

（1）舌体上抬训练：使用口香糖做舌体上抬训练，具有矫正上颌牙弓形态的作用，是一种重要的肌功能训练方法（图2-8-1）。

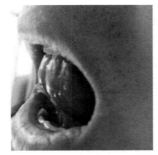

图 2-8-1 舌体上抬训练

（2）弹舌运动训练：舌体打击上腭动作并发出响声。最初指导弹舌运动时，训练舌体上拍与上腭接触。如果患者配合可使用口香糖训练，效果更为显著。

二、唇肌功能训练

主要通过对上下唇进行训练，提高唇部肌肉的力量，有助于形成唇闭合习惯。

主要练习方法：①练习爆破音；②唇夹纸片抽拉法；③抿唇训练。抿住双唇，尽量不要露出唇红缘，坚持5s后松开，松开时双唇做到有力的发出"啵"的声音。

第九节　早期间隙管理

替牙期由于龋病、牙髓病、根尖周病、外伤、先天性缺失牙等原因可能导致乳牙过早缺失，为防止邻牙向缺隙侧倾斜及对𬌗牙伸长，应设计间隙保持器以保持早失牙的近远中向及垂直向间隙，保证后继恒牙的正常萌出。

一、乳牙早失的间隙管理

乳牙早失后需要结合继承恒牙的发育情况、位置及上方覆盖的骨组织量等因素综合考虑是否需要佩戴间隙保持器进行间隙管理。乳牙早失后，如其下方的继承恒牙胚上方有骨质覆盖，牙根正在发育但不足 1/3 且邻牙的牙根无明显吸收，则应当佩戴保持器以维持缺牙间隙从而保证牙弓的长度。目前常用的间隙保持器主要有固定式和半固定式。固定式间隙保持器常见的有横腭杆、Nance 弓及舌弓式间隙保持器。半固定式间隙保持器主要有带环丝圈式和全冠丝圈式。

1. 舌弓式间隙保持器

将舌弓的两端固定在两侧第二乳磨牙或第一恒磨牙上，以保持牙弓周长和牙齿间隙的保持器,是一种用于下颌的保持器(图2-9-1）。

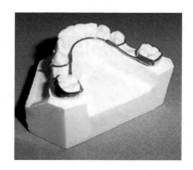

图 2-9-1　舌弓式间隙保持器

适应证：①两侧第二乳磨牙

或第一恒磨牙存在者；②因乳磨牙早失而近期内侧方牙即将萌出者；③因适时拔除第二乳磨牙对其间隙进行管理者。

2. 带环丝圈式间隙保持器

适应证：①单侧第一乳磨牙早失；②第一恒磨牙萌出后，第二乳磨牙单侧早失；③双侧乳磨牙早失，用其他间隙保持器困难者（图2-9-2）。

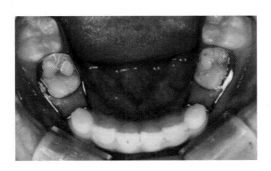

图2-9-2　带环丝圈式间隙保持器

二、乳牙滞留的间隙管理

乳牙在 5 ～ 6 岁开始替换，至 12 ～ 13 岁基本完成。最常见下颌乳中切牙滞留，其次为下颌乳侧切牙及上颌乳中切牙。乳磨牙常以残根、残冠形式滞留。滞留乳牙可造成恒牙萌出道偏移、牙列不齐、拥挤及前牙（或后牙）反𬌗等情况，乳牙残根、残冠影响恒牙发育或形成病灶导致颌骨炎症。需及时拔除有后继恒牙的滞留乳牙并观察间隙情况。如有需要可考虑舌弓（图2-9-2）或 Nance 弓维持间隙，待恒牙萌出至正常牙位；如恒牙出现扭转或异位萌出则考虑牵引等综合正畸治疗；如继承恒牙缺失，牙体功能完好的滞留乳牙可代替缺失恒牙行使功能，但需临床密切观察。

三、恒牙萌出异常的间隙管理

单纯的恒牙迟萌常见于切牙，多因乳切牙早失使恒切牙萌出动力减小，加之食物摩擦等导致牙龈黏膜增厚，增加萌出难度。恒牙萌出位置正常、切牙位置表浅时，切龈后可自行萌出。若切牙位置较高，最好手术暴露切牙，粘贴牵引钩，活动或局部固定矫治器牵引切牙萌出至正常咬合位置。恒牙萌出道异常会影响萌出道附近的其他牙齿结构，甚至导致邻牙吸收脱落。如侧切牙异位萌出可能导致乳尖牙吸收脱落。第一恒磨牙异位萌出可能会造成第二乳磨牙吸收脱落。恒尖牙也常发生异位，如乳尖牙在 10 岁左右仍无松动替换迹象，应该考虑恒尖牙异位萌出的可能，尽早拍摄 X 线片观察（图 2-9-3）。当阻生尖牙、牙长轴倾斜可能会造成邻牙的牙根吸收。对于异位尖牙，首先应尽早拔除乳尖牙，并考虑局部或综合性的正畸治疗，外科开窗牵引尖牙矫正位置偏斜。若错过早期处理，尖牙错位萌出压迫邻牙牙根，可能会导致邻牙牙根吸收脱落。主要矫治原则为提供持续而柔和的牵引力，注意牵引方向，避免损伤邻牙牙根。埋伏尖牙在外力牵引下的萌出时间应与其正常萌出时间相同，均为 6 ~ 10 个月。

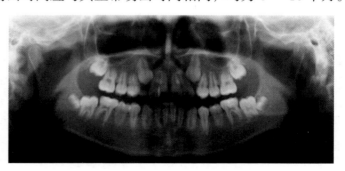

图 2-9-3　上颌双侧尖牙阻生

第三章　恒牙期安氏Ⅰ类方案设计

安氏Ⅰ类错𬌗是指上下颌骨关系基本正常，畸形主要表现在牙弓的前段，磨牙为中性关系。安氏Ⅰ类错𬌗有多种错𬌗表现，如个别牙错位、牙列拥挤、双颌前突、后牙反𬌗、前牙反𬌗以及垂直向不调等。一般而言，在安氏Ⅰ类错𬌗畸形中，个别牙错位、单纯牙列拥挤的机制为牙－牙槽骨畸形，其对侧貌的影响较小；而双颌前突、骨性开𬌗等涉及牙槽基骨及颅颌骨畸形者，对侧貌影响较大。本章着重讨论牙列间隙、牙列拥挤、双颌前突与开𬌗。

第一节　牙列间隙的矫治

牙列间隙是以牙与牙之间有间隙为特征的错𬌗畸形，大多数牙列间隙患者多表现为后牙Ⅰ类关系，故列入本章讨论。牙列间隙的形成机制是牙量、骨量不调，即牙齿宽度之和小于牙弓长度，牙齿排列稀疏，牙间存在间隙。

一、牙列间隙的病因

（一）先天缺牙

先天缺牙部位多见于上颌侧切牙、下前牙、前磨牙区。因缺牙部位不同，临床表现亦不同。

（二）不良习惯

舔牙、咬唇等不良习惯所致牙列间隙常表现为前牙区散在间隙、前牙深覆盖。

（三）遗传因素

遗传因素为牙体发育过小或颌骨发育过大。此外，某些全身疾病也会导致颌骨发育异常增大，从而表现为牙列间隙。

（四）拔牙后未及时修复

因龋齿、外伤、牙周病拔牙后，未及时修复，从而出现间隙及咬合紊乱。

（五）其他因素

牙周疾病、唇系带附丽异常、恒牙阻生、舌体肥大、功能异常等均可出现牙列间隙。

二、牙列间隙的诊断

首先进行间隙分析。诊断过程中，牙齿数目、大小、形态、阻生牙、颌骨发育程度均应纳入考虑，牙列间隙分析结果与矫治设计息息相关。测量方法：散在间隙使用软铜丝测量牙弓长度，再分别测量各牙冠宽度总量，两者之差即为牙列间隙量；若间隙较为集中，可用游标卡尺直接测量。

三、牙列间隙的矫治设计

设计原则：明确造成牙列间隙的不良习惯，去除病因，破除不良习惯；增加牙量或减小骨量，从而使牙量、骨量趋于协调。

增加牙量：集中间隙进行修复，必要时做牙种植术。

减少骨量：关闭间隙，减小牙弓长度。

（一）牙列散在间隙的矫治设计

（1）关闭牙列间隙，减少牙弓长度。采用固定矫治器通过关闭曲法或滑动法减小牙弓长度；采用活动矫治器双曲唇弓加力亦可关闭间隙。若存在深覆𬌗，需在关闭间隙前先行打开咬合。对于上下牙列均存在间隙的病例，需先关闭下颌间隙，同时注意磨牙关系的保持（图3-1-1）。

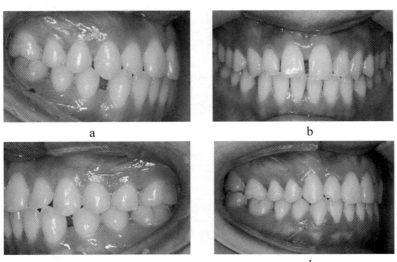

a　　　　　　　　b

c　　　　　　　　d

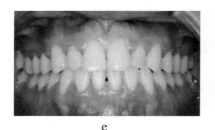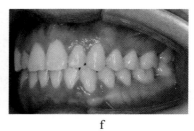

e   f

图 3-1-1　关闭牙列间隙的治疗

（a、b、c 治疗前；d、e、f 治疗后）

（2）集中间隙修复。当牙弓长度正常而牙齿总宽度偏小时，应集中间隙修复。设计方案时，应根据咬合关系、间隙分布决定牙齿移动方向，尽可能保证上颌中线。此类病例常需使用固定矫治器解除邻牙倾斜移位，竖直牙根。对于先天缺牙数目较多的病例，必要时采用微种植体增加支抗集中间隙，然后在间隙部位用义齿或种植牙修复，恢复牙列的完整（图3-1-2）。

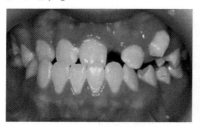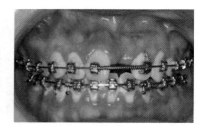

图 3-1-2　牙列间隙的集中间隙治疗

（二）中切牙间隙的矫治设计

（1）因唇系带纤维过粗，附丽位置过低，嵌入上颌中切牙间所致间隙者需配合外科系带矫治术。若间隙小，手术时机为前牙排齐且关闭间隙后；若间隙大，则应在间隙减小后实行手术，术后继续关闭间隙，间隙关闭后的维持尤为重要。常采用中切牙托槽八字结扎、弹力线滑动关闭法。此外，中切牙托槽间弹簧、磁力关闭法也可用于此类间隙的关闭（图3-1-3）。

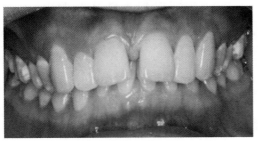

图 3-1-3　唇系带异常致上中切牙间隙

（2）若中切牙间存在多生牙，首先应拔除多生牙，然后采用固定矫治器关闭拔牙间隙，排齐牙齿，精细调整咬合关系。

第二节　双颌前突的矫治

双颌前突是正畸临床上较为常见的牙颌畸形之一。双颌前突可分为双颌牙-牙槽前突，或双颌骨前突，前者较为多见。双颌前突患者磨牙关系多为安氏Ⅰ类，但也有Ⅱ类、Ⅲ类。本章节仅对磨牙为安氏Ⅰ类关系的临床问题进行讨论。

一、双颌前突的病因

（一）遗传因素

双颌前突有明显的种族和家族遗传倾向。我国南方人双颌前突比例较北方人高。临床问询病史应仔细分析亲属牙颌面形态特征，为临床诊断和方案设计提供更详细准确的资料。

（二）环境因素

舔牙、吐舌、咬唇等口腔不良习惯可能使上下切牙前突；唇肌张力不足、口呼吸也是重要病因。此外，正畸医生应注意避免对重度拥挤患者勉强扩弓，导致上下牙弓前突、侧貌恶化。

二、双颌前突的诊断与鉴别诊断

（一）按双颌前突发生机制诊断

（1）双颌牙－牙槽前突：由于口腔不良习惯、替牙障碍等原因导致上下切牙唇倾，上下唇突度大且闭合不全，侧面型明显突，但上下颌骨位置及矢状向关系正常，磨牙中性关系，前牙覆𬌗覆盖正常。该类畸形矫治较为容易，预后良好。

（2）双颌骨前突：由遗传因素所致的上下颌骨与上下牙弓生长发育过度，表现为上下颌骨前突，上下切牙直立，侧面型明显突，上下颌骨矢状向关系轻度 II 类或正常，磨牙中性关系，前牙覆𬌗覆盖正常，矫治难度大。

（二）头影测量分析诊断

（1）双颌牙－牙槽前突：代表上下颌骨矢状向关系的测量项目 SNA 角、SNB 角、ANB 角基本正常，代表上下切牙倾斜度和突度的 U1–SN 角、L1–MP 角、U1–NP 距、L1–NP 距偏大，代表上下唇突度的 UL–E 距、LL–E 距也偏大，上下切牙角 U1–L1 偏小。

（2）双颌骨前突：代表上下颌骨间相互关系的 ANB 角

正常，代表上下颌骨矢状向位置的 SNA 角、SNB 角大于正常，上下切牙倾斜度（U1–SN 角、L1–MP 角）正常或偏大，U1–NP 距、L1–NP 距偏大，上下切牙角（U1–L1）正常或偏小。

三、双颌前突患者的侧貌美学

临床上，常选择鼻、唇、颏部软组织侧面轮廓上的一些特殊标志点构成不同的侧面参考线作为基础平面，用以评价面下 1/3 侧貌。但是临床正畸医生不应局限于鼻、唇、颏部进行引线观察，而应把眼光延伸至整个额、鼻、面上中部。

（一）面垂线

采用鼻底点所引出的垂直于真性水平面的垂线作为评价唇位的参考线。以通过软组织鼻底点（Sn）的自然头位铅垂线作为参照平面，用以评价侧面软组织、切牙位置的矢状向异常以及覆盖减小后侧貌及切牙的改变。

（二）GALL 线

Andrews 认为在协调美观的人群中，上颌中切牙 FFA 点落在 GALL 线上，下颌切牙与上颌切牙可形成良好的咬合接触关系。

GALL 线：GALL 线（图 3-2-1）指一条与头部冠状面平行且代表了上颌理想前界的线。当前额倾斜度 ≤ 7°，此线通过前额临床中心点；当前额倾斜度 > 7°，此线位于前额中心点前方，每增大 1°，此线约靠前 0.6 mm，但最前不超过眉间点。

前额中心点即 FFA 点，它是侧面观察临床前额的中点。临床前额与解剖前额的概念并不完全相同，决定因素在于前额的形态、解剖高度和临床高度。①前额的形态：前额的形态有直形、圆形和角形 3 种。发际线没有后缩的患者很容易找到。发际线后缩者，嘱患者皱眉，出现皱纹的前额皮肤和没有皱纹的头皮之间的分界线，就作为发际点。②前额的解剖高度：使用毫米尺测量患者发际点和眉间点的距离，记为患者的前额解剖高度。③前额的临床高度：对于直形前额的患者，临床前额和解剖前额高度是相同的；对于圆形和角形前额的患者，临床前额高度指的是额上点和眉间点的距离。

前额中心点的确定：可通过前额部最下点（眉间点）与前额部上点的中点连线确定前额部的倾斜度。当前额比较平坦时，前额部上点可作为额部倾斜度测量线的上点；当前额为圆形或有角度时，取前额转折点作为额部倾斜度测量线的上点。

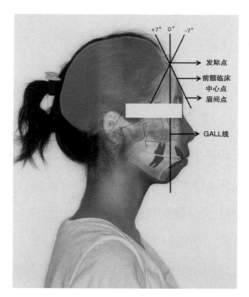

图 3-2-1　前额外形线为圆形时的标志点

四、双颌前突的矫治设计

设计原则：及时消除不良习惯，进行唇肌训练。严谨的X线头影测量分析为方案设计提供定量信息，切牙突度需通过唇形态观察以及闭合程度进一步验证。除此之外，模型分析需关注上下牙列拥挤、牙弓颌骨宽度不调等因素，进行综合分析、判断，制订正确的治疗方案。

（一）双颌牙-牙槽前突的矫治设计

（1）扩弓或配合邻面去釉。对于轻度单纯牙弓前突的患者，可采用扩大上下牙弓，必要时配合邻面去釉，为前牙内收提供间隙。

（2）拔牙矫治。对于中、重度双牙弓前突病例需采用固定矫治器拔除四颗第一前磨牙治疗，以利于前牙内收。针对这种错𬌗，正畸治疗的主要目标是减小上下前牙和上下唇突度，改善侧貌和唇闭合功能，同时在维持磨牙中性关系的基础上排齐上下牙列，建立良好的咬合关系。在支抗控制方面，应根据牙弓突度、唇突度、拥挤度、垂直骨面型决定支抗类型。若需要强支抗时，可选择口外弓，或于上颌两侧第二前磨牙与第一磨牙间植入微种植体，借助种植钉内收前牙；下颌支抗亦可采用微种植钉（图3-2-2）。

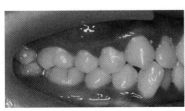
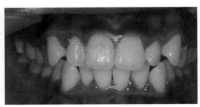

a　　　　　　　　　　b

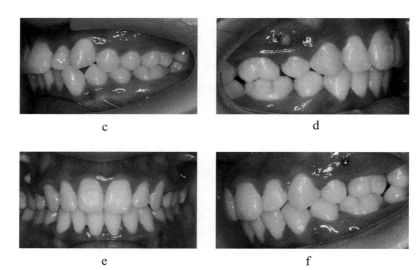

图 3-2-2　双颌前突的拔除第一前磨牙矫治

（a、b、c治疗前；d、e、f治疗后）

（二）双颌骨前突的矫治设计

通常对双颌骨前突轻、中度患者，多采用牙代偿以掩饰骨前突的方法，单独用固定正畸治疗多能获得较好的效果及满意的面型改善，在上下颌同时对称拔牙（多为第一前磨牙），缩短上下前段牙弓以掩饰骨骼发育异常。由于颌骨位置靠前，上下切牙根尖位置亦靠前，通过减少和内收上下切牙，理论上需要对切牙进行较长距离的整体移动或控根移动，临床上这一过程较双颌牙－牙槽突患者倾斜移动进行前牙内收更为困难，矫治时间长，有可能导致切牙根尖不同程度的吸收，也容易因用力不当导致控根失败，表现为牙冠移动多于牙根移动，牙冠突度减小但颌骨突度未减小，切牙更加直立，侧貌得不到改善。对于严重及具有明显遗传倾向的病例，应待成年后考虑正畸－正颌的方法，例如局部行截骨术进行矫治，通过外科手段矫治其骨骼的畸形及改善侧貌。

第三节　牙列拥挤的矫治

牙列拥挤是由于牙量、骨量不调，牙量大于骨量而引起的拥挤可单独存在，也可伴其他错𬌗畸形。前者称为单纯拥挤，后者称为复杂拥挤。单纯拥挤因牙弓内间隙不足而表现为不同程度唇颊舌向错位或者扭转，不伴有上下颌骨以及牙弓间关系不调，多为安氏Ⅰ类错𬌗。复杂拥挤除了牙量、骨量不调造成的拥挤外，还伴有上下颌骨间关系的不调，磨牙为近中或者远中关系，软组织侧貌异常。

本节重点讨论安氏Ⅰ类的牙列拥挤矫治。

一、牙列拥挤的病因

（一）进化因素

在人类进化过程中，食物种类的改变促使咀嚼器官呈逐渐退化、缩小的趋势，更重要的是颌骨和牙齿在退化过程中呈现不匹配的特点，颌骨的退化要快于牙齿的退化，从而导致牙量、骨量不调。

（二）遗传因素

颌骨的大小、形态和位置以及相互关系在很大程度上受遗传因素的影响。此外，先天性因素在颌骨的生长发育中对其形态的形成也具有十分重要的影响。例如母体营养、药物、外伤、感染等都会影响后天颌骨、牙殆的发育，导致牙列拥挤。

（三）先天因素

多生牙是造成牙列拥挤的因素之一。多生牙常见于前颌骨部位，上颌中切牙之间最多见。

（四）后天因素

后天因素指出生后可能导致错殆畸形的各种环境因素，其中替牙殆期间的局部障碍最常见。

（1）乳牙早失：因为龋坏、外伤等各种原因使得乳牙在正常替换前丧失，称为乳牙早失。当牙弓内某一颗乳牙发生早失时，牙弓长度会缩短，间隙趋于关闭。

（2）乳牙滞留：乳牙逾期不脱落，即乳牙滞留。通常可能由于乳牙根尖炎症造成牙根吸收不全甚至与根尖周组织发生粘连。乳牙滞留会导致后继恒牙异位萌出，甚至造成埋伏阻生。

（3）牙齿萌出顺序异常：牙齿萌出顺序的异常是导致牙列拥挤的常见原因。上颌第二前磨牙先于尖牙萌出，第二前磨牙近中移位，尖牙萌出时萌出间隙不足向唇舌侧萌出造成牙列拥挤。

（4）肌功能异常：口唇颊肌肌肉功能异常，如咬唇、下唇肌张力大等均可导致牙列拥挤，以及正畸后复发。

二、牙列拥挤的诊断

安氏Ⅰ类牙列拥挤多表现为个别牙错位，如唇颊舌、近远中、扭转、高低位等，不伴发颌间关系的异常。严重的牙列拥挤可表现为牙弓形态不对称、前牙覆殆覆盖异常、后段牙列拥挤等。通过 X 线观察，结合模型分析排除骨性畸形的可能，从而区分单纯拥挤和复杂拥挤。拥挤度分级如下：

轻度拥挤：牙列拥挤度 ≤ 4mm；

中度拥挤：牙列拥挤度在 4 ~ 8mm；

重度拥挤：牙列拥挤度 ≥ 8mm。

三、牙列拥挤的矫治设计

单纯牙列拥挤的矫治原则：减少牙量（和）或增大骨量，使牙量、骨量趋于协调，同时兼顾牙、颌、面三者之间的协调与稳定。

（一）轻度牙列拥挤

对轻度拥挤或一些边缘病例，通过扩大牙弓长度或者宽度以及邻面去釉等方法以提供间隙，解除拥挤，恢复切牙的倾斜度，改善面型。但扩弓是有限的，应注意扩弓的稳定性，横向扩弓量一般不超过 3mm。

1. 扩大骨量

（1）功能性安氏Ⅰ类患者中前牙轻度拥挤伴牙弓狭窄的患者，可考虑单纯扩展牙弓。对于有张口呼吸等功能性因素的患者可以考虑使用功能矫治器，如唇挡、颊屏、舌刺等。

（2）对于成年患者、腭中缝不具有改建效果的患者，扩弓器主要使两侧后牙向颊侧倾斜而扩大牙弓，每侧可得到 1 ~ 2mm 间隙。虽然没有腭中缝扩展效应，但后牙的颊向移动可在一定程度上刺激该区域的牙槽骨生长改建，因此，长期效果也稳定。上颌牙弓正畸扩展器械有四眼圈簧（图 1-3-12）、螺旋扩弓器或者采用方丝弓矫治器、粗弓丝配合骑士辅弓（图3-3-1）。下颌牙弓正畸扩展装置有螺旋分裂基托矫治器、四边形扩弓矫治器以及下颌舌弓等。

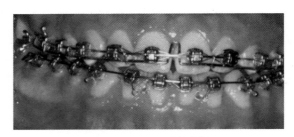

图3-3-1　骑士辅弓

2. 切牙唇倾

对于深覆𬌗伴前牙直立甚至舌倾的轻度牙列拥挤，可以考虑唇倾前牙解除拥挤。对前牙深覆𬌗的病例，可以使用摇椅形弓丝，或者多用途弓，将内倾前牙牙轴直立。但如果现有前牙已经唇倾或者伴有开𬌗趋势，且牙周条件差的情况下，特别是下前牙，唇倾为禁忌。

3. 减少牙量

邻面去釉对于轻度矢状向不调的安氏 I 类患者和尖牙偏远中的患者，可在前磨牙和磨牙段邻面去釉，回收尖牙为 I 类关系。对于中线略微偏斜的患者，也可通过少许邻面去釉改善上下颌中线。对前牙区伴有黑三角，且两牙邻接小时，可通过少量片切改善。上前牙区，一般可去除每颗前牙邻面 0.25mm，总共可获得 4mm 间隙；下前牙由于牙冠宽度窄，片切量小于上前牙；上下颌后牙段邻面去釉也可获得 4mm 间隙。

（二）中重度的牙列拥挤

当拥挤量大（一般大于 4mm），为了保持恒牙期形成的牙弓咬合形态，维持治疗后牙弓的稳定，常需要拔牙治疗。对确定拔牙的患者，在治疗计划中重要的是拔牙部位的选择。此选择多应从拔牙后是否有利于牙的迅速排齐和间隙关闭，以及侧貌、唇部是否前突进行考虑。

1. 拔牙原则

（1）保守原则：虽然拔牙矫治有人类遗传学以及生物学基础，但拔牙矫治后对邻牙牙周组织、牙齿邻接关系以及上下咬合关系或多或少带来不利影响。因此，对正畸拔牙应采取慎重态度，临界病例尽量不拔牙。

（2）患牙优先原则：拔牙前应该进行常规口腔检查以及曲面断层 X 线检查，对牙体、牙周等进行全面评估，并确定是否有埋伏牙、多生牙、先天缺牙、牙根短等，应尽量拔除以上患牙。

（3）左右对称原则：单侧拔牙往往使中线偏向一侧，影响面部对称。因此，单侧拔牙应该格外慎重。

2. 考虑拔牙的因素

医生设计方案时，通过全面的模型、头侧分析，在决定拔牙方案时应考虑以下因素：

（1）牙齿拥挤度：每 1mm 的拥挤，需要 1mm 间隙消除，拥挤度越大，拔牙的可能性越大；

（2）牙弓突度：前突的切牙向舌（腭）侧移动，每内收 1mm，需要 2mm 的牙弓间隙；

（3）Spee 曲度：前牙深覆𬌗常伴有过大的 Spee 曲度，为了矫治前牙深覆𬌗，使 Spee 曲度变小或整平需要额外的间隙；

（4）支抗设计：支抗设计是拔牙病例必须考虑的首要问题。在矫治中应根据前牙数量、牙列拥挤量及磨牙关系调整等情况，严格控制磨牙前移量，采用强支抗（即后牙前移量应控制在拔牙间隙的 1/4 以内）、中度支抗（即矫治中允许后牙前移的距离为拔牙间隙的 1/4 ~ 1/2、弱支抗即矫治中允许后牙前移距离为拔牙间隙至少 1/2 以上）。

（5）牙弓间宽度不调：上下牙弓间牙量不调或 Bolton 指数不调。

在决定拔牙矫治时，除了考虑上述牙 - 牙槽因素外，面部软硬组织结构，特别是上下颌骨的形态，相互关系及其与牙槽间的协调关系等重要性也需要考虑。因为拔牙矫治既影响牙槽结构，也通过牙槽、牙弓关系影响面颌部的形态及其相互关系。这包括垂直不调和前后不调的程度。

①垂直不调：垂直发育过度即高角病例拔牙标准可适当放宽，而垂直发育不足即低角病例拔牙应从严。原因是拔牙间隙关闭的难易程度不同。高角病例咀嚼肌不发达、颌骨密度低、咀嚼力弱、支抗磨牙易前移和伸长，关闭拔牙间隙较容易，且磨牙的前移有利于高角病例的矫治。相反，低角病例咀嚼肌发达、咀嚼力强、骨致密，支抗磨牙不易前移和伸长。主要由前牙远中移动完成拔牙间隙的关闭，而前牙的过度内收不利于前牙深覆𬌗的矫治。下颌平面与下切牙间的补偿关系为多数高角病例颏部显后缩，治疗时切牙应直立，协调鼻 - 唇 - 颏关系，代偿骨骼垂直不调；反之，多数低角病例颏部较前突，切牙应代偿性唇倾以利于面型的改善和切牙功能。磨牙位置改变对下颌平面也有影响，采用远移磨牙或扩大牙

弓的方法排齐牙列时，可造成下颌平面角的增大，这对高角病例的面型和前牙覆𬌗均产生不利影响，但对低角病例有利。

②前后不调：上下颌骨基本正常时常采用对称性拔牙以保持上下颌骨关系的协调。但 Bolton 指数明显不调可进行非对称拔牙；上颌骨前突或正常，下颌后缩的恒牙列早期病例，常采用功能性矫治器协调上下颌骨关系，然后根据上前牙前突程度，牙列拥挤度及磨牙关系的调整等决定上下颌对称性或非对称性拔牙或单颌拔牙；当上颌正常或发育不足，下颌前突治疗时，可轻度前倾上前牙或舌倾下前牙以调整 III 类骨骼不调，此时可考虑下颌拔牙，但上颌拔牙需谨慎，必要时可拔除第二前磨牙以利于磨牙关系的调整。当上下颌牙弓前突可采用上下颌对称拔除前磨牙以利于内收前牙。此外，拔牙矫治还要考虑上下唇的突度和中线的对称性等。

利用 Kim 拔牙指数即垂直向异常指数（ODI）与前后异常指数（APDI）之和结合上下中切牙间夹角以及上下唇的突度指标决定患者是否拔牙。

$$拔牙指数 = ODI + APDI + \frac{|上下中切牙夹角 - 130|}{5} - （上下唇突度之和）$$

其中 |上下中切牙夹角 -130|：表示上下中切牙夹角与 130 之差的绝对值。上唇突度：上唇突点位于审美平面之前为"+"，之后为"−"；下唇突度：下唇突点位于审美平面之前为"+"，之后为"−"，单位为 mm。当拔牙指数＞155 时，不拔牙的可能性大（尽可能避免拔牙）；当拔牙指数＜155 时，拔牙的可能性较大。

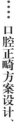
第四节　安氏Ⅰ类开𬌗的矫治

开𬌗畸形是一种比较复杂的错𬌗畸形，它既可能发生在前牙区，也可能发生在后牙区，或者前后牙同时存在。单纯发生于后牙较少见，多由于局部牙槽骨发育不足造成。开𬌗主要表现为牙齿的垂直向咬合关系异常，此种畸形对患者的咀嚼、吞咽、语言、呼吸以及颜面外观影响较大。由于形成原因复杂，可能有牙性、骨性、神经肌肉性的原因，也可能由不良习惯或者全身疾病引起，或是各种因素兼而有之。但不论病因如何，最终的表现基本是一致的——牙齿缺乏咬合。

一、开𬌗的病因

（一）颅骨垂直向发育异常

颅中窝的高度发育不足造成关节窝位置上升，使升支相对缩短导致后面高不足；上颌磨牙和牙槽垂直高度发育过度，导致下颌向下、向后旋转；上颌前部牙槽骨发育不足；上颌骨前部逆时针旋转；下颌后部牙槽骨发育过度，下颌角过大；下颌前部牙槽骨发育不足等因素。

（二）肌肉和软组织发育异常

1.呼吸道阻塞

由于过敏、扁桃体肥大、鼻软骨增生等引起呼吸道阻塞使头前伸，下颌向后下旋转，舌前伸以维持呼吸道通畅，这种头颅、下颌和舌位置的改变打破了颌骨、牙齿的压力平衡，影响组织的关系，使得后牙过度萌出，下颌生长向后下，最终形成前牙开𬌗。

2. 舌体大小、异常

舌体过大，即巨舌症，有真性假性之分，正畸临床中以假性巨舌症为主，主要是扁桃体或者腺样体肥大等导致舌体前移或者下颌骨发育不足等容纳舌体空间相对减小，表现为舌体宽大、边缘齿痕、下颌前突、后牙开𬌗、前牙开𬌗等。

（三）口腔不良习惯

吮指、吐舌、咬物、咬唇等可以形成、维持或者加重前牙开𬌗畸形。

（四）第三磨牙阻生

下颌阻生第三磨牙在萌出过程中将第二磨牙顶起，突出于𬌗平面，由于后牙伸长产生的支点，致下颌向后下旋转，开𬌗形成。此种开𬌗常出现在第三磨牙萌出年龄，且上下前牙有不同程度的磨耗表现。

（五）其他因素

1. 颞下颌关节病

开𬌗畸形是除 I 类关系、深覆盖等以外与颞下颌关节疾病有密切关系的错𬌗畸形类型之一，它们之间的关系相辅相成。

2. 全身系统疾病

如 Downs 综合征、Pierre-robin 综合征、儿童睡眠呼吸系统综合征都可能造成前牙开𬌗。

3. 医源性因素

可以是由于正畸医师在对某些高角病例或者开𬌗倾向患者的诊断和治疗中的失误造成。

二、开𬌗的分类

（一）根据病因，可分为牙性开𬌗、骨性开𬌗和功能性开𬌗

（1）牙性开𬌗是局部牙齿以及牙槽骨的异常，主要表现为前牙、前牙槽高度不足和（或）后牙、后牙槽萌出过度。上下前牙唇向倾斜、上下切牙间角较小、后牙槽高度过大、前部牙槽高度过小，通常分离至第一前磨牙而颌骨无明显异常。

（2）骨性开𬌗是由于颅、颌骨异常导致，一般单纯正畸疗效差，多结合外科手术治疗。常表现为前下面高过大、后下面高过小、下颌平面角或者下颌角过大、前上面高/前下面高比过小、ODI 较小，一般只在磨牙区有接触。

（3）功能性开𬌗是由于口腔不良习惯造成的。

（二）根据开𬌗的程度可分为轻度、中度和重度开𬌗

（1）轻度开𬌗指垂直开𬌗度 < 3mm，伴有上下颌前牙萌出不足和前部齿槽不足，上下颌后牙萌出过度和后部牙槽骨高度发育过度，上下颌前牙唇向倾斜。

（2）中度指垂直开𬌗 3 ~ 5mm，𬌗平面倾斜度大，常

伴骨骼因素的异常，下颌平面陡，下面高增加，后面高减小。

（3）重度开𬌗指垂直开𬌗>5mm，𬌗平面严重倾斜，下颌平面角和下颌角陡，面下1/3高度明显增加，明显骨性开𬌗多表现为长面综合征。

三、开𬌗的诊断

开𬌗的形成机制为前牙段牙、牙槽、颌骨高度发育不足，后牙段牙、牙槽、颌骨高度发育过度或两者兼有。开𬌗表现为局部牙齿不能接触，除此之外，其牙齿、牙槽骨方面的特征还包括上下前牙唇倾，后牙牙槽骨高度过大，前部牙槽骨高度不足，上颌𬌗平面向上倾斜，下颌𬌗平面向下倾斜，后牙相对𬌗平面向近中倾斜，没有明显Spee曲度。开𬌗患者上下前牙牙槽骨的宽度通常较深覆𬌗窄，使前牙内收受到一定程度的限制，在诊断设计为拔除前磨牙时需慎重。

四、开𬌗的矫治设计

开𬌗的矫治设计中需要考虑三个主要美观因素：切牙的暴露量、𬌗平面和上下唇间距离。当患者𬌗平面较离散时，先要确定哪个牙弓需要正畸或改变，从而确定是选择正畸还是正畸正颌联合治疗。

为了获得前牙段垂直向改变，往往需要逆时针旋转功能𬌗平面。此类适合伴有露龈和前牙开𬌗的长面型病例，此类患者的上颌切牙应维持在原位或被压入，上颌平面需要逆时针旋转以适应上切牙位置。对于从磨牙到前牙离散的患者的矫治设计，要从上颌、下颌和咬合的中间平面三者中选择一个作为矫治后殆平面。如果从切牙和磨牙两方面观察垂直关系良好，则选择上殆平面作为治疗后殆平面。需要采用的方法是逆时针旋转下颌骨，使之与上颌骨匹配。通常以上颌切牙为旋转中心将上颌后部压入，随之下颌骨发生自发旋转。应用种植体和正畸的方法也可获得类似的颌骨移动。

（1）对于生长发育期的患者，生长发育期可控制垂直向生长，主要治疗目标是磨牙的垂直向控制，以纠正开殆或者开殆趋势。采用高位头帽、下颌颈牵引或者功能矫治器来控制上颌磨牙或下颌磨牙的萌出，从而使下颌逆时针旋转。

（2）对于有以下特征的严重骨性开殆患者，需要结合正畸和外科的方法才能得到矫治。

①垂直向骨畸形，如严重下颌顺时针旋转趋势，上颌逆时针旋转趋势，ODI 过小。

②伴有严重矢状向骨畸形，如 ANB > 10° 或者 < −4°；APDI > 100 或者 < 60。

③有明显的牙齿代偿，如下前牙向上内倾斜，上颌磨牙已有压低趋势，上前牙已伸长，上下磨牙直立，下颌 Spee 曲度大等。

（3）对轻、中度骨性开殆畸形患者，则通过单纯正畸的方法治疗。

①通过伸长切牙矫治开殆。

适应证：骨面型正常或者垂直骨面型发育不足，息止殆位和微笑时切牙暴露不足。

a. 伸长辅弓

适应证：通过舌刺矫治后，开殆未解除；希望前牙伸长而后牙受影响小；适合依从性差，不配合前牙垂直牵引的患者。

b. 垂直牵引

垂直牵引是常规用于开𬌗的治疗，在上下颌前牙之间的垂直牵引可产生一个大小相等、方向相反的矫治力系统，最终通过切牙的伸长来减小开𬌗。但应该注意牵引时间，其力学机制可能带来的如𬌗平面、切牙位置的改变（图3-4-1）。

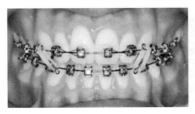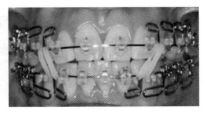

图3-4-1　前牙区垂直牵引矫治开𬌗

②通过压低磨牙矫治开𬌗。

对由于后牙绝对伸长导致的骨性开𬌗患者，矫正的目标是限制或者纠正上下后牙区域牙槽高度的增长。种植体支抗可以有效压低磨牙，避免支抗丢失，具有稳定、有效、便捷等优势。对于后部牙槽骨高度发育过度、长面型开𬌗患者，可利用楔形原理，关闭开𬌗的同时进行下颌逆时针旋转，改善长面型（图3-4-2）。

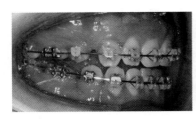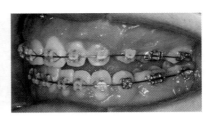

图3-4-2　种植体支抗压低下颌后牙矫治开𬌗

③前牙开𬌗的拔牙矫治。

矫治前牙开𬌗的拔牙模式包括拔除第二磨牙、第一磨牙、第二前磨牙、第一前磨牙。根据伸长前牙，前移后牙段或者两者联合等不同矫治设计选择不同拔牙方案。

a. 拔除前磨牙指征

上下前牙唇倾斜，期望通过钟摆效应内收前牙以加深覆拾；前牙区有明显拥挤；面型较突。

b. 拔除磨牙指征

存在后牙拥挤（磨牙近中倾斜，第三磨牙阻生）；希望通过楔形效应降低后牙高度或者前移磨牙以减小开拾；希望维持原面型。

c. 保持和稳定

前牙开拾矫治的复发率很高，常使该错拾的治疗异常棘手。20% 的手术或非手术治疗的开拾患者会出现复发。由于各致病因素间复杂的相互作用，所以复发的原因尚不清楚。开拾矫治后的保持器应该采用上下颌骨钉保持器，保持范围包括第一前磨牙。此保持方法适合于上下颌平面从前磨牙向前离散的开拾患者。

第四章 恒牙期安氏Ⅱ类方案设计

第一节 安氏Ⅱ类分类及定义

一、安氏Ⅱ类的分类

安氏错𬌗畸形分类法的提出是口腔正畸学发展的重要里程碑事件，Angle认为上颌第一恒磨牙是𬌗的关键，且上颌骨相对位置恒定，其认为下颌第一磨牙、下牙弓相对于上颌第一磨牙、上牙弓的远中错位即可定义为安氏Ⅱ类错𬌗畸形。按照远中错位的严重程度进一步划分，若下颌相对上颌远移1/4个磨牙或者半个前磨牙的位置距离，即上下颌第一磨牙的近中颊尖相对，定义为轻度远中错𬌗或开始远中错𬌗；若下颌相对上颌远移1/2个磨牙或者整个前磨牙的位置距离，即上颌第一磨牙近中颊尖咬在下颌第二前磨牙与第一磨牙之间的位置时，定义为完全远中错𬌗。

安氏Ⅱ类错𬌗畸形具体的分类如下：

Ⅱ类1分类：磨牙为远中错𬌗关系，同时伴有上颌前牙的唇向倾斜（图4-1-1）。

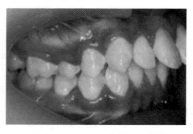

图4-1-1 Ⅱ类1分类

Ⅱ类1分类亚类：上颌前牙为唇向倾斜，磨牙关系的表现为一侧磨牙为远中错𬌗关系，另一侧磨牙为中性错𬌗关系（图4-1-2）。

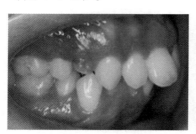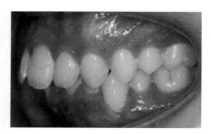

图4-1-2 Ⅱ类1分类亚类

Ⅱ类2分类：磨牙为远中错𬌗关系，同时伴有上颌前牙的舌向倾斜（图4-1-3）。

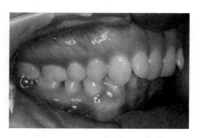

图4-1-3 Ⅱ类2分类

Ⅱ类2分类亚类：上颌前牙为舌向倾斜，磨牙关系的表现与Ⅱ类1分类亚类相同，一侧磨牙为远中错𬌗关系，另一侧磨牙为中性错𬌗关系（图4-1-4）。

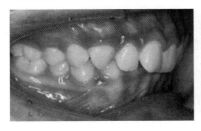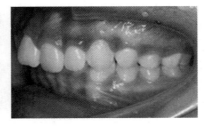

图4-1-4　Ⅱ类²亚类

二、Moyers 分类法

Moyers 分析法认为，对错𬌗畸形的诊断不仅仅要按照牙齿及牙弓的状态分类，还需关注面型的协调及美观等问题，尤其针对Ⅱ类患者，此类问题应更加全面考虑在内。因此，正畸医师在最初制订矫治方案时，就有必要对错𬌗畸形进行病理学诊断分类。

Moyers 分类法对Ⅱ类患者的具体分类如下：

（1）Ⅱ类骨性错𬌗：以上下颌骨的异常为主要机制，造成Ⅱ类错𬌗的根本原因为上颌骨发育过度、上颌位置前移、下颌骨发育不足及下颌位置后移。上述问题可在一个患者身上单独出现，亦可以同时并存。骨性Ⅱ类患者头影测量分析结果常常为 ANB 角大于4°，侧貌表现为上颌前突或下颌后缩，或两者兼有，为凸面型。

（2）Ⅱ类肌性错𬌗：单纯的Ⅱ类肌性错𬌗常是由吮吸下唇、口呼吸及错误的人工喂养姿势所造成。𬌗干扰的存在及下颌闭合道的异常通常会引起下颌的功能性后缩或偏斜的颌位关系等问题。但需注意的是，肌性Ⅱ类错𬌗畸形患者的诊断必须进行全面的功能分析，即在头影测量、模型分析、牙列间隙测量等基础上，完善肌电测量、口颌系统动态的功能分析（息止颌位与牙尖交错位的检查、颞下颌关节的检查及颅面功能紊乱的检查）等。在矫治方案的设计方面，需尽早去除不良的神经肌肉因素，并配合肌功能训练。

（3）Ⅱ类牙性错𬌗：单纯由牙齿的数目、形态、大小及位置异常所致的Ⅱ类错𬌗，病因常见于上颌乳磨牙早失或者下颌乳磨牙滞留最终导致磨牙的远中错𬌗关系。临床表现为没有明显的骨性不调（ANB角正常），只是牙齿的Ⅱ类关系。

在临床中，单纯的骨性、肌性或牙性的Ⅱ类错𬌗并不多见，常常表现为以上错𬌗类型的同时存在，相互影响。

Moyers根据Ⅱ类错𬌗发生机制及牙、颌骨的前后异常划分为A-F六型：

矢状向A型：上前牙前突，侧貌正常。

矢状向B型：上颌及上前牙前突（面中部前突），下颌正常。

矢状向C型：上、下切牙唇倾，上、下颌骨发育不良（面下部后缩）。

矢状向D型：上颌牙及上牙弓前突，下颌不足，下切牙无代偿性前突。

矢状向E型：上颌前突，下牙代偿性前倾。

矢状向F型：轻度上颌前突，下颌后缩（中度骨骼Ⅱ类）。

第二节　安氏Ⅱ类的病因

错𬌗畸形的病因分为遗传因素和环境因素两大类。遗传指子代继承和保留了亲代所具有的内部结构、外部形态和生理功能等方面的特征，即亲子代之间的相似性；同时，子代和亲代之间，子代的个体之间又不完全相同而表现出各自的特殊性和差异性，即变异。除遗传因素外，又因各种环境因素的作用和影响，最终导致错𬌗畸形的发生，且情况复杂、多样。

一、遗传因素

牙的大小、数目、位置均受遗传因素影响。研究表明Ⅱ类错𬌗上下颌前牙比、后牙比、全牙比均小于Ⅰ类和Ⅲ类，这反映出Ⅱ类错𬌗畸形患者上颌牙齿相对于下颌牙齿偏大且不成比例。而且，上前牙区多生牙、下切牙区先天缺牙也可导致前牙深覆盖。这些因牙齿大小、数目异常所造成的Ⅱ类错𬌗畸形受遗传因素影响。

二、环境因素

环境因素可分为先天因素和后天因素。两种因素之间相互联系、密不可分。

1. 先天因素

从受孕后直到胎儿出生前，任何可以导致错𬌗畸形发生的发育、营养、疾病、外伤等原因，都称为先天因素。如母体因素、胎儿因素、先天性牙颌发育因素。

2. 后天因素

后天因素指自出生后，可能导致错𬌗畸形的各种环境因素，包括颌面局部因素、全身因素等。

①颌面局部因素。

包括口腔不良习惯和替牙障碍。

a. 口腔不良习惯：某些口腔不良习惯如长期吮指、咬下唇及舔上前牙都可给上前牙施以唇向压力，导致上前牙唇向倾斜；同时使下前牙舌向倾斜、拥挤，从而造成前牙深覆盖。

b. 下颌乳磨牙早失：下颌乳磨牙早失可使下牙弓前段变小，导致前牙覆盖增大。

c. 萌出顺序异常：如上颌第一恒磨牙早于下颌第一恒磨牙萌出，或上颌第二恒磨牙早于下颌第二恒磨牙萌出，或上颌第二恒磨牙早于上颌尖牙萌出，均可造成远中𬌗，导致前牙深覆盖。

②全身因素。

a. 鼻咽部疾患：例如慢性鼻炎、腺样体肥大等造成上气道狭窄，从而形成口呼吸习惯。口呼吸时，头部前伸，下颌连同舌下垂、后退，易形成下颌后缩畸形；由于上前牙唇侧和上后牙腭侧失去正常压力，而且两侧颊肌被拉长压迫上牙弓，可形成上牙弓狭窄、前突、腭盖高拱。最终表现为前牙深覆盖、磨牙关系远中。某些口呼吸患者存在明显的家族遗传倾向。

b. 全身性疾病：如钙磷代谢异常、佝偻病等，肌肉及韧带张力弱，引起上牙弓狭窄、上前牙前突和远中关系。

第三节　临床表现

一、安氏Ⅱ类1分类的临床表现

安氏Ⅱ类1分类患者临床常表现为上前牙唇倾、开唇露齿、前牙深覆𬌗、深覆盖等现象，因此常称为"前突型深覆𬌗"。

1. 骨骼位置

在安氏Ⅱ类1分类骨性患者中，最常见的是下颌骨后缩，约占安氏Ⅱ类错𬌗畸形患者的 50% ~ 60%，其次是上颌骨前突合并下颌骨后缩，所占比例最小的是上颌骨前突，大约为10%。但是安氏Ⅱ类1分类错𬌗除了存在矢状向颌骨关系不调外，常常还具有垂直向及横向关系的不协调。

矢状向上下颌骨位置常表现为上颌骨前突、下颌骨后缩、或者两者兼有。颅面结构形态为上颌相对下颌明显前突、上下颌骨基底相对面平面亦前突明显。需要注意的是，安氏Ⅱ类1分类错𬌗畸形患者软组织侧貌再加上下切牙的代偿性唇倾可一定程度上代偿上下颌骨的不调，使患者的临床表现减轻。

垂直向上面高增大，而前下面高大多减小，也不排除有些患者的前下面高处于正常甚至增高。上下颌骨表现为相对旋转生长，垂直生长型多见。前牙或前牙槽骨过长，后牙或后牙槽骨相对发育不足，进而出现深覆𬌗畸形。

横向大多表现为"哥特式牙弓"，即上牙弓狭窄、腭盖高拱。

由于安氏Ⅱ类1分类患者大多有口鼻疾病史，以及口呼吸等不良口腔习惯，上颌尖牙间的宽度常生长受限，进而下颌的前移受到限制。

2. 牙齿及咬合关系

上牙弓前移明显，下中切牙相对殆平面的唇向倾斜度增大。

前牙关系：上切牙大多表现为唇倾，下切牙可能有拥挤，少数患者有散隙，而下切牙的唇倾度亦不定，有些患者下切牙直立，高角的患者也有可能因下切牙内倾而使覆盖增大；而有些患者下切牙出现了代偿性的唇倾。需要注意的是，下切牙代偿性的唇倾可使患者的前牙覆盖小于预期的范围。

磨牙关系：磨牙关系通常表现为远中磨牙关系，程度较轻的出现开始远中关系，程度较重的甚至发生完全远中关系。而该磨牙关系可发生于一侧磨牙，亦可在双侧磨牙中同时存在。但是如果患者的下前牙出现先天缺失或拥挤等情况，由此带来的下后牙前移可使磨牙变为中性关系。

3. 软组织侧貌形态

上唇突度变大：软组织颏部厚度减小。如果下颌平面角增大，则常因为上下唇无法正常闭合而影响侧貌美观。

凸面型：安氏Ⅱ类1分类患者大多表现为凸面型，ANB角大于5°，软组织突面角多小于160°。

颏后缩：安氏Ⅱ类1分类患者的下颌发育常不足，颏部位置后缩，严重的患者可出现"小下颌"现象，颏部形态不明显，颏唇沟较浅。

前下面高短：安氏Ⅱ类1分类患者多表现为下颌后缩，

合并下颌平面的后下旋转。口裂位置大多位于面下1/2的位置。非骨性的Ⅱ类1分类患者在嘱咐患者前伸下颌后，可达到正常侧貌。

唇的肌张力不足：安氏Ⅱ类1分类患者的唇表现为上唇前突、下唇卷缩外翻。轻度的安氏Ⅱ类1分类患者口唇尚能自然闭合，吞咽的方式亦与正常人无明显差别，较严重的病例会出现舌头与下唇接触，口腔前部出现闭合，进而出现异常的吞咽习惯，覆盖面增大得不到解决，如此恶性循环，不利于安氏Ⅱ类错𬌗畸形的矫治。有些更严重的患者同时伴有露龈笑，甚至上下唇在自然状态下无法自然闭合，出现"开唇露齿"面容。

二、安氏Ⅱ类2分类的临床表现

安氏Ⅱ类2分类患者临床常表现为上前牙舌倾或者上中切牙舌倾而侧切牙唇倾，而且前牙深覆𬌗，常称为"内倾型深覆𬌗"。

1. 骨骼位置

该类患者的上颌骨一般均发育良好，下颌骨一般亦发育正常或者较正常略短。下颌位置相对于颅面常处于远中，下颌角小，下颌体下缘较平，而下颌升支长，垂直向多为水平生长型。

2. 牙齿关系

前牙关系：上切牙长轴垂直或内倾，可表现为上中切牙垂直或内倾而侧切牙唇倾，上切牙内倾而尖牙唇倾，或者所有前牙内倾。下前牙常内倾，可伴有拥挤。前牙覆盖小于正常值。有些患者伴有上下颌牙齿的严重拥挤，可出现咬伤上颌前牙舌侧乃至下颌前牙唇侧牙龈组织的现象，可发生创伤性龈炎。此外，由于上下切牙间缺乏有效的轴向压力，上切牙的萌出过度，进而导致前牙出现深覆𬌗。

磨牙关系：该类患者的下颌位置常靠远中，故磨牙关系大多表现为远中关系。个别患者因前牙段拥挤较大，磨牙关系可发生变化，呈中性。

3. 咬合曲线及咬合运动

咬合曲线：由于切牙的内倾，上下牙弓长度变短，上下牙弓常呈方圆形。安氏Ⅱ类2分类患者的上颌补偿曲线及下颌的Spee曲度与正常人相比，常常呈相反的弧形。

咬合运动：因前牙呈闭锁状态，上下中切牙角增大，下颌常处于功能性远中位，下颌前伸及侧方运动受限。临床检查发现下颌仅能做开闭式的铰链运动，部分患者可进行侧方运动，但检查此类患者的上颌尖牙可发现已发生严重磨耗。因异常的闭合轨迹，患者常出现急慢性牙周病甚至牙槽骨吸收、牙齿松动，而且该类患者的颞下颌关节常伴有紊乱的症状。

4. 软组织侧貌形态

鼻唇角常常较大，该类患者的鼻颏S形弯曲明显，故侧貌曲线相对安氏Ⅱ类1分类患者更加美观。安氏Ⅱ类2分类患者的美貌人群若鼻、颏发育较好，上下唇位于审美线后，似乎是更为公认的侧貌面型，因此该类患者的矫治方案的设计切忌将内倾的上切牙过于唇倾，进而破坏原本美观的侧貌形态。

前下面高略短：安氏Ⅱ类 2 分类同安氏Ⅱ类 1 分类患者的面下高度表现类似，因下颌平面角较小，深覆𬌗使面下 1/3 高度常不足。一般呈"短方面型"。由于下颌常发生前上旋转，下面高不足，下唇常呈卷缩外翻状，颏唇沟加深。

颏部形态：下颌位置常靠后，颏部形态常发育较好，颏唇沟虽然较正常人深，但代偿了下颌不足及位置靠后对美观的不良影响。

肌张力：上前牙内倾患者的上唇肌张力常较弱，闭唇时下唇常覆盖下切牙牙冠的切 1/3 处。鼻唇角较钝。

第四节　安氏Ⅱ类错𬌗畸形的矫治原则

一、安氏Ⅱ类 1 分类的矫治原则

对于安氏Ⅱ类 1 分类的患者，其临床矫治设计与其病因密切相关。应根据畸形形成的性质、程度及原因，对患者进行个性化、有针对性的矫治。治疗原则有以下几点：

1. 口鼻疾病的病因学矫治

对于有明显口鼻呼吸系统疾病的安氏Ⅱ类 1 分类患者，正畸医师应结合患者年龄关注其是否有解剖结构的阻塞，如扁桃体、腺样体肿大或全身疾患。如有上述症状，需建议患者转诊五官科及呼吸科等，优先治疗明确的口鼻呼吸及全身疾患。良好的通气利于正畸的治疗，也可以减少保持阶段的复发。

2. 口唇肌肉的功能训练

对于存在开唇露齿的安氏Ⅱ类1分类患者，需特别注意其是否有"咬下唇、吮指头"等不良舌习惯，在矫治早期应指导患者进行正确的肌肉训练；在矫治期间也应时刻监督患者进行强化口颌系统的功能训练，减少口唇过大的肌张力。

3. 功能性矫治

对于早期恒牙列的患者，若患者存在生长潜力，可应用功能矫治器引导上下颌骨进行矫形治疗。

（1）促进下颌生长：下颌骨的生长持续时间较长，女性持续到20岁，男性持续到23岁。因此对于下颌发育不足导致的安氏Ⅱ类1分类患者，在替牙列至恒牙列早期，均可使用Activator、FR-Ⅱ、上颌斜面导板等功能矫治器引导下颌向前生长，改善侧貌面型。

（2）抑制上颌向前生长：对于伴有上颌前突的安氏Ⅱ类1分类患者，在生长发育高峰期的早期可应用口外弓等装置抑制上颌骨向前生长。

（3）垂直向的生长控制：安氏Ⅱ类患者除了存在矢状向不调，还需关注其是否具有垂直关系不调。在临床中对于该类患者，牵引的合理应用可控制后牙的牙槽高度，如高角患者进行高位牵引、低角病例应用低位颈牵引。肌激动器的使用亦可增加后部牙槽高度。口外面弓牵引与肌激动器的可联合应用抑制上颌向前生长。

二、安氏Ⅱ类2分类的矫治原则

安氏Ⅱ类2分类患者存在闭锁𬌗，下颌仅能做开闭式的铰链运动，部分患者可进行侧方运动。临床中该闭锁状态的咬合为病理性𬌗，常影响肌电位、发音、关节等正常运动。故安氏Ⅱ类2分类患者的矫治需遵循以下原则：

1. 全面治疗

鉴于该类错𬌗畸形属于内倾型深覆𬌗，常出现多种不良影响，例如咬合紊乱、牙周病理性损伤、颞下颌关节疾病等症状，且严重程度与覆𬌗深度密切相关。故矫治该类患者时，需结合其病因、年龄、发病机制及所伴发的畸形症状进行全面综合分析，得出全面的治疗计划。

2. 阻断性治疗

安氏Ⅱ类2分类错𬌗畸形患者常存在咬下唇等不良口腔习惯，进而造成上前牙的进一步舌倾。前牙的深覆𬌗，在治疗时应早期破除不良的口腔习惯，以利于在解除牙列拥挤的同时，尽早恢复前牙的正常倾斜度。

3. 早期恢复上前牙的唇倾度

前牙异常的唇倾度，在造成牙列拥挤的同时，也影响了后牙的磨牙关系及下颌的颌位，进而导致面高的异常。因此，该类患者的矫治原则是首先恢复前牙的正常倾斜度，以利于磨牙关系及颌位的调整。

4. 早期治疗

生长发育期的安氏Ⅱ类2分类患者，异常的口内咬合状态常影响下颌的生长发育趋势，导致下颌骨的逆时针旋转、下颌后缩等症状。因此，对于生长发育期的该类患者，有必要早期矫正口内的错𬌗畸形，改变安氏Ⅱ类2分类错𬌗患者

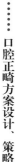

异常的下颌生长方向及颌位关系，同时利于早期将安氏 II 类颌骨关系变为安氏 I 类颌骨关系。

第五节　安氏 II 类矫治的方案设计

一、正畸掩饰治疗

（一）拔牙与否及拔牙时机

1. 安氏 II 类 1 分类拔牙与否

正畸医师设计矫治方案时，应根据患者的年龄、面型、牙弓拥挤度、全口牙周状况、矫治要求以及治疗条件来选择是否拔牙。对于治疗要求较高，期望面型改善大且年龄较小患者，我们常选择拔牙矫治；若患者的牙周状况较差、拥挤度及突度不大，可选择非拔牙矫治。

2. 安氏 II 类 2 分类拔牙与否

对于安氏 II 类 2 分类患者，在制订矫治方案时，拔牙与否的选择与牙弓拥挤度、面型、年龄等多方面因素有关。一般来说，处于生长发育高峰期之前及之中的安氏 II 类 2 分类患者，非拔牙为首选矫治方案。但对于已成年的患者，若存在严重上下颌前牙拥挤、下切牙先天缺失，或者下颌位置严重后缩的患者，可能仍需设计拔牙矫治。

3. 拔牙时机的选择

对于设计"拔除前磨牙"的矫治方案以解决前突问题的

安氏Ⅱ类2分类错𬌗畸形患者，可以让患者在粘结全口矫治器之前拔除目标牙位，以利于牙列的排齐及尖牙的向后移动。如果医师设计的拔牙位置是某颗治疗无望的磨牙，若该牙目前无任何不适症状，我们可以暂缓拔牙以增加磨牙支抗，利于最大限度地解决前牙突度的问题。

对于安氏Ⅱ类2分类错𬌗畸形患者，若前牙拥挤严重而最终设计拔除前磨牙，在矫治初期的排齐整平阶段，可嘱咐患者暂缓拔牙，待前牙排齐、内倾上前牙的唇倾度恢复正常后，再进行拔牙处理，以上方法尽管在治疗初期可能使侧貌更加前突，但该设计可最快地恢复前牙的转矩并整平下颌牙列，防止在矫治过程中出现"过山车"效应。

对于一些临界病例，尤其是无法预测生长发育量的患者，医师可选择暂不拔牙，待牙列排齐整平后，结合面型再决定最终的矫治方案。需要注意的是，该类患者的知情同意及医师与患者的有效临床沟通很重要，以防发生不必要的临床纠纷。

（二）不拔牙矫治设计

矫治方案中的拔牙需遵守"拔牙保守原则"，在初诊时严格做好一系列检查工作，对于介于拔牙与不拔牙矫治的临界病例，我们更加倾向于采取不拔牙矫治。

不拔牙病例常具有如下特征：

①非严重的骨性畸形。

②上唇及切牙不属于过度唇倾，下颌稍后缩。

③牙列属于轻度或中度拥挤，牙量与骨量的差别不大，

而且最好存在牙弓狭窄可扩弓等条件。

④主诉对侧貌要求改善不大。

⑤患者处于生长发育高峰期或在生长发育高峰期之前，可利用生长趋势"因势利导"，下颌的颌位在该阶段较容易改变，牙齿在垂直方向上的问题也易于纠正。

⑥对于下颌平面角较小的低角病例，IMPA（下颌平面 – 下切牙长轴的夹角）可适当加大，考虑到面型及间隙关闭的难度较大，我们常倾向于选择非拔牙矫治方案。

⑦需特别注意的是，对于安氏Ⅱ类2分类的青少年患者，在设计矫治方案时拔牙应谨慎，该类患者一般面型较好，唇部突度正常，不需要通过拔牙内收前牙来改善突度，因此若非拥挤度很大，一般选择不拔牙矫治。对于低角的患者，考虑到该类患者骨密度较大引起支抗磨牙不易前移而不利于关闭拔牙间隙，而侧貌面型的唇颏关系又允许该类患者切牙的代偿性唇倾；低角患者的临床矫治策略较高角更广泛，可使用推磨牙向远中、扩弓、Ⅱ类牵引等手段矫治，因此拔牙标准应从严把握。

对于不拔牙的安氏Ⅱ类患者，医师虽然不选择拔牙方案，不过在矫治中应灵活有效地选择其他矫治手段来获得间隙，具体策略如下：

方法一：扩弓。

针对轻度或者中度前牙拥挤的患者，或者介于拔牙与不拔牙的矫治的临界病例，若患者的牙弓宽度小于基骨弓宽度，即存在横向不调，临床中常倾向于应用扩弓的手段，该方法既可避免患者免受拔牙的痛苦，又可达到纠正牙弓不调的治疗效果。

1. 牙性扩宽

针对存在牙性宽度不调的患者，应使用正畸扩展。临床中早期阶段随着镍钛弓丝的排齐，牙列的宽度可自行调整扩宽。现如今，随着材料学的进步，铜镍钛丝因扩弓效果显著而被逐渐广泛应用，但需注意铜镍钛丝的作用时间持久而相对缓慢，因此临床中其更换周期至少为八周。此外，还可应用 Malligan 骑士弓等辅弓装置扩宽牙弓，协调弓型。对于一些通过弓丝回弹力或刚性仍无法纠正宽度不调的牙弓狭窄患者，临床医师可弯制一些具有扩弓作用的活动矫治器，例如螺旋扩弓分裂基托活动矫治器、四眼圈簧、菱形扩弓器等装置（图 4-5-1），待患者牙齿基本排齐后，再佩戴上述功能矫治器，辅助扩宽牙弓。

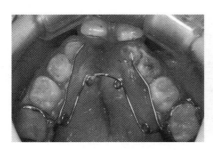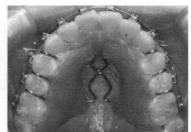

图 4-5-1　菱形扩弓

2. 矫形扩宽

对于存在骨性宽度不调的患者，临床中需进行矫形扩宽。对于生长发育期存在上颌骨狭窄的儿童或青少年（8～15岁），通过扩弓器打开腭中缝，使腭中缝结缔组织被牵张以产生新的骨组织，增加基骨和牙弓的宽度，后牙弓宽度最多可扩

宽 12mm（牙齿、骨骼效应各占 50%），上颌牙弓周长增加
4mm 以上，可保持 70% 的治疗效果。值得注意的是，在腭中
缝扩展停止加力后，应保持 3 ～ 6 个月，使得新骨在打开的
腭中缝处沉积。对于个别患者，在未拆除矫治器时就会复发，
因此针对此类患者，医师应建议患者戴用保持器 4 ～ 6 年。
此外，患者年龄越小，新骨沉积越明显，效果也越稳定。成
年患者必要时需配合颊侧骨皮质松解术。有些患者在上颌腭
中缝打开的同时，应配合正畸扩大下牙弓，协调上下牙弓的
弓型。

按照矫形扩宽的速度，腭中缝扩宽可分为快速腭中缝扩
宽和慢速腭中缝扩宽（图 4-5-2）。

（1）快速腭中缝扩宽：

需每日将螺旋开大至少 0.5 ～ 1mm，每天旋转至少 2 次，
每次 1/4 圈，连续 2 ～ 3 周，使得腭中缝快速扩宽。随着腭
中缝的扩开，上中切牙间会出现间隙，上颌骨及上后牙均轻
微向颊侧倾斜，上颌磨牙舌尖与下颌磨牙形成咬合干扰，前
牙区形成暂时性开𬌗。当上磨牙舌尖与下颌磨牙的颊尖舌斜
面咬合接触时，需停止扩宽。维持 3 ～ 4 个月，使得新骨在
扩开的中缝处沉积。此外，在拆除固定螺旋扩弓器后，换用
基托式活动保持器保持，或继续用固定矫治器治疗。

（2）慢速腭中缝扩宽：

使用时每周仅将螺旋打开 1mm，或者每 2 天旋转 1 次，
每次旋转 1/4 圈，在 10 周内逐渐使腭中缝扩开，最终达到与
快速扩宽相同的效果。维持时间与快速扩宽一样，螺旋扩宽
结束后将螺旋开大器结扎固定 3 ～ 4 个月。牙弓扩宽过程中，

由于颊侧倾斜，可使咬合升高，引起前牙开𬌗及下颌的后下方顺时针旋转，因此高角患者慎用。同时，在扩宽过程中，通过在后牙区戴𬌗垫限制后牙的伸长。

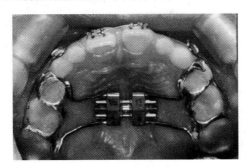

图 4-5-2　螺旋扩弓器

3.功能性扩宽

牙弓内外的唇颊肌及舌肌功能影响牙弓的生长发育及形态大小。功能调节器利用其颊屏的作用，去除了颊肌对牙弓的压力，在舌体的作用下牙弓宽度得以扩大，牙弓宽度可扩大 4mm。

方法二：唇倾下前牙。

适用于切牙较直立或舌倾的牙列拥挤。可在固定矫治器上利用垂直曲加力单位唇向开展前牙，或在磨牙颊面管近中弯制停止曲并使弓丝前部未入槽时与前牙唇面离开 1mm 左右的间隙。加力时，将弓丝结扎入托槽后，每次加力逐渐打开停止曲，即可对切牙施以唇向倾斜的力。针对安氏Ⅱ类 2 分类错𬌗畸形患者，下前牙唇倾度为舌倾，在不拔牙的情况下，可通过唇倾下前牙提供间隙以解除轻中度的牙列拥挤现象（图4-5-3）。

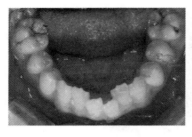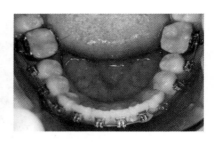

图 4-5-3　唇倾下前牙

方法三：推磨牙向远中。

利用远移磨牙的手段来开拓必需间隙，解除牙列拥挤及纠正磨牙关系。

适用于牙性的Ⅱ类错𬌗患者，常选择有轻、中度牙列拥挤，磨牙后间隙足够的患者。上颌牙列的远移易于下颌牙列的远移，且第二磨牙未萌的远移易于第二磨牙已完全萌出的患者。因此，在病例选择时，最好选择混𬌗牙列期或恒牙列早期，下颌拥挤度不大的安氏Ⅱ类患者（图 4-5-4）。

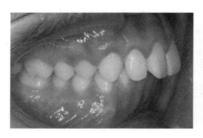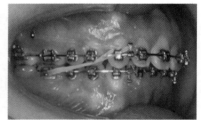

图 4-5-4　推磨牙向后

禁忌证：①面型较前突，主诉对美观要求较高的Ⅱ类患者；②高角患者且已存在开𬌗倾向；③牙列拥挤属于重度；④磨牙的牙轴已存在远中倾斜；⑤磨牙区存在拥挤；⑥拒绝拔除第三磨牙的病例。

推磨牙的方法：

（1）口外弓：临床上口外弓推磨牙的力量大多为单侧

350g，理论上戴用时间不少于每天 12 个小时，矫治疗程一年左右。一般而言，磨牙远移 1 ~ 1.5 个牙尖是完全可以实现的，但需关注牙齿的支抗控制，对于不希望前牙唇倾的，需在磨牙远移的同时配合颌间牵引增强支抗。值得注意的是，磨牙每远移 1mm 会发生 2° 的远中倾斜；支抗前磨牙每近中移动 1.3mm，会伴有 3° 的近中倾斜（图 4-5-5）。

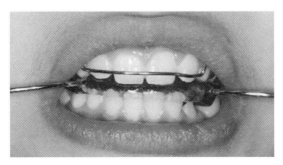

图 4-5-5　口外弓

（2）镍钛螺旋推簧结合其他支抗设计：在使用镍钛推簧的同时，辅助口内 Nance 托、Ⅱ类牵引或口外 J 钩等装置增强支抗。螺旋推簧一般每侧矫治力量控制在 350g，且"过矫正"必不可少（图 4-5-6）。

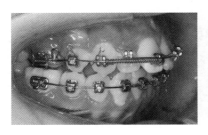
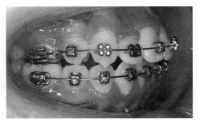

图 4-5-6　镍钛螺旋推簧

（3）口外弓联合滑动杆：可实现白天、晚上持续加力，既实现上牙列远移，又达到下牙列前移，利于磨牙关系的早期调整。

（4）钟摆式矫治器：该矫治器由美国正畸医师 Hilgers 发明，设计初衷即为有效实现推磨牙，仅靠口内腭托为支抗，不需要配合使用口外装置。选择该矫治器的适应证为无明显骨骼发育异常（ANB 角属于正常范围）、无明显生长型异常（低角或均角）、上前牙拥挤度在Ⅱ度以内、下前牙的拥挤度在Ⅰ度以内、患者处于替牙列晚期或恒牙列早期，上颌第二磨牙未萌或正在建𬌗阶段。

（5）微种植钉支抗：该手段为目前较理想的支抗装置，植入部位可选择颊侧，亦可选择腭侧正中部位，或者两者兼有。借助微种植钉使用链状橡皮圈、弹力线或者镍钛拉簧等装置，牵引磨牙向远中移动，力值设定为 150 ~ 200g。使用微种植钉推磨牙远移的适应证：①牙性Ⅱ类错𬌗患者；②轻度上颌前突，需一定程度改善侧貌；③成人患者，能承受微种植体手术；④推磨牙的数量较多，需满足强支抗的患者。

方法四：邻面去釉。

邻面去釉指片切第一恒磨牙之前的所有牙齿或个别牙齿的近远中邻面，以减少必需间隙的临床常用手段。但是该矫治方法需严格把握适应证，规范操作步骤，以防龋齿的发生。

适应证：①轻中度Ⅱ类错𬌗畸形，低角患者；②存在上下牙宽度比例不调，即可选择邻面去釉协调 Bolton 比例；③不适宜推磨牙、扩弓、唇倾等的非拔牙病例；④口腔卫生状况良好，龋坏较少的成年患者。

操作注意事项：①在片切牙齿之前，需排齐牙齿，尽量恢复牙齿间的正常邻接关系；②去釉的顺序为从后向前；③正常牙齿邻面的釉质度为 0.75 ~ 1.25mm，除去正常的生理性磨耗，临床一般至多每颗牙齿每个邻面磨除 0.25 ～ 0.30mm，以防对牙齿产生损伤；④邻面去釉操作时需少量多次磨除，在去釉后应及时涂氟。

方法五：旋转磨牙。

将扭转的磨牙纠正，可提供间隙，适用于存在轻度拥挤的安氏Ⅱ类错𬌗畸形患者的矫正。

（三）拔牙模式

1. 安氏Ⅱ类 1 分类的拔牙模式

（1）对称性拔除上颌及下颌四颗第一前磨牙（图 4-5-7）：

对于前牙严重拥挤的安氏Ⅱ类 1 分类病例，可以选择常规拔除每个象限的第一前磨牙。该矫治方案既可解决前牙拥挤，又可在合理支抗控制下最大限度地回收前牙。

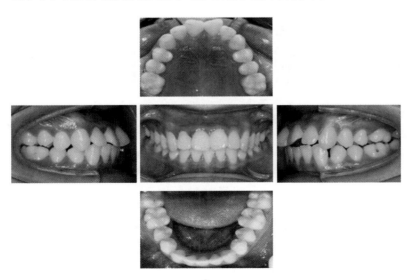

a

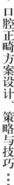
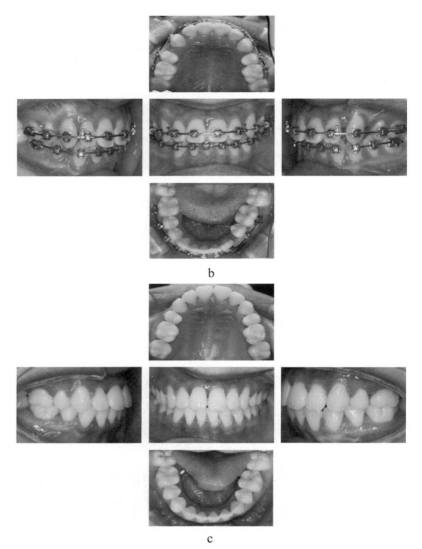

b

c

图 4-5-7　拔除四颗第一前磨牙的病例展示

（a.治疗前口内照；b.治疗中，拔除四颗第一前磨牙；
c.治疗后口内照）

（2）对称性拔除双侧上颌第一前磨牙及下颌第二前磨牙
（图 4-5-8）：

上颌前突、下颌拥挤的安氏 Ⅱ 类 1 分类患者，磨牙关系若是远中关系，选择该矫治方案有利于恢复正常的前牙覆盖及中性磨牙关系。

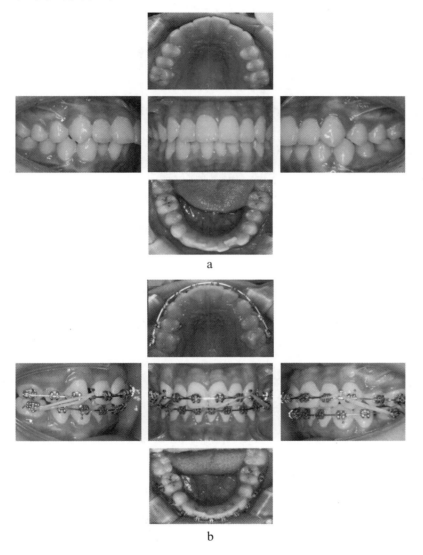

a

b

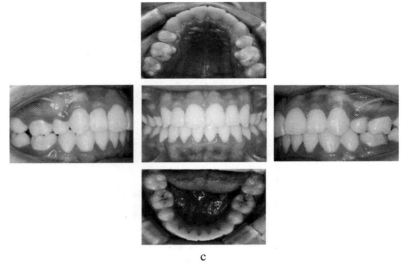

c

图 4-5-8　拔除上颌两颗第一前磨牙和
下颌两颗第二前磨牙的病例展示

（a.治疗前口内照；b.治疗中，拔出上颌两颗第一前磨牙和下颌两
颗第二前磨牙；c.治疗后口内照）

（3）仅对称性拔除双侧上颌第一前磨牙，不拔下颌牙齿：

适用于前牙深覆盖，上前牙突度较大，下切牙的唇倾度及突度尚可的安氏Ⅱ类1分类患者，尤其适用于年龄较大的成人患者；对于下切牙先天缺失的患者，也可以选择此方案来调整 Bolton 比例。但是，该方案矫治结束后磨牙可能仍然保留为完全远中关系。

（4）对称性拔除双侧上颌第一前磨牙及下颌一颗切牙：

对于年龄较大、下前牙拥挤Ⅱ度以上的安氏Ⅱ类1分类患者，除了常规拔除上颌前磨牙以外，还可选择拔除一颗牙周状况较差的下切牙以解决下颌牙列的拥挤。该方案属于折中的治疗方案，选择该拔牙模式后，磨牙关系应视 Bolton 指数调整为远中关系。

（5）非典型拔牙：

临床工作中，由于患者口内牙齿状况多种多样，因此我们常常在上述四种经典拔牙模式的基础上，设计其他非典型的拔牙方案。例如，由于患者右下第一磨牙发生慢性根尖周炎且预后不佳，我们可能改变原本设计"对称性拔除上、下颌第一前磨牙"的矫治方案，转而设计为"拔除上颌双侧第一前磨牙及左下第一磨牙"。再如患者下颌先天缺失右下侧切牙，原定方案为"拔除上、下颌四颗第一前磨牙"，改为"拔除上颌双侧第一前磨牙及左下第一前磨牙"。

2. 安氏Ⅱ类2分类的拔牙模式

安氏Ⅱ类2分类病例的拔牙模式与安氏Ⅱ类1分类病例类似。需要注意患者若处于生长发育高峰期或者在此之前，拔牙设计应保守，甚至选择暂不拔牙（图4-5-9）。此阶段患者应首先解除上下前牙的锁结关系，因势利导，借助下颌的生长潜力纠正上下颌的关系。但是对于安氏Ⅱ类2分类成人患者，合并有上下前牙严重拥挤，或下前牙先天缺失等情况，仍需设计拔牙方案来代偿矫治。

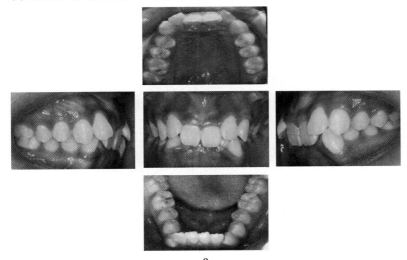

a

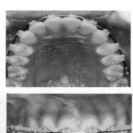

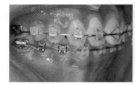 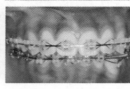 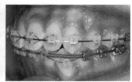

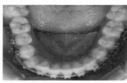

b

图 4-5-9　暂不拔出牙齿的矫治病例展示

（a. 治疗前口内照；b. 治疗中口内照）

（四）矫治步骤

1. 安氏Ⅱ类 1 分类的矫治步骤

选择较严重的安氏Ⅱ类 1 分类患者，以拔除四颗第一前磨牙的经典拔牙模式为例。其矫治步骤大致分为以下五步（常将第二步与第三步合二为一）：

第一步：排齐牙齿、整平牙列。

使用镍钛丝排齐上下颌牙齿，推荐使用 0.018 英寸的澳丝或其他高弹丝，可在此阶段使用结扎丝 Lace-back，既可防止前牙唇倾，又可给予尖牙整体向远中的力量。若牙列的殆曲线较深，可在镍钛丝上弯制摇椅弓来打开咬合，若覆殆仍较深，可选择戴用上颌平面导板（图 4-5-10）。

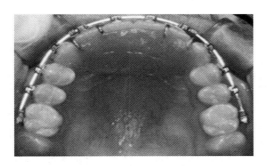

图 4-5-10　平面导板

第二步：牵拉尖牙向远中。

在第一步完成后，为了增加磨牙支抗，以利于最大限度地整体内收前牙，需将尖牙向远中牵拉。该阶段大多使用附加的牵引力装置，如镍钛螺旋拉簧、链状橡皮圈、细弹力线或弹性橡皮筋。该阶段一方面需结合实际尖、磨牙关系应用轻力牵拉；另一方面，主弓丝的选择需是较硬的方丝，以防牙齿移动中发生倾斜及磨牙支抗的丧失。

第三步：内收前牙、关闭间隙。

当牙齿基本排齐、牙列基本整平以及尖牙远中移动至与第二前磨牙形成正常牙尖接触时，意味着可进入矫治的第三阶段——关闭间隙。现有直丝弓理念在经典方丝弓基础上传承改进，认为该阶段主弓丝应为不锈钢方丝，即可应用滑动法关闭拔牙间隙，又可选择关闭曲法关闭拔牙间隙，内收前牙。方法有别，目标一致，在该阶段需格外关注上下颌前牙的转矩控制及前牙的覆𬌗覆盖关系，同时尽量对称性关闭双侧拔牙间隙，保证磨牙关系达到目标的理想关系。

关闭间隙阶段，如何预防丢转矩远比如何挽救失误要容易得多。因此，正畸医师可在此阶段辅助摇椅弓来打开咬合，或者在弓丝上打正转矩，通过一些方法来预防牙齿的往返运动及"过山车效应"的发生。

第四步：精细调整咬合关系。

在经过以上一系列的排齐牙齿、整平牙列及关闭间隙阶段后，患者的牙齿已基本完成矫治目标，但可能仍存在个别牙位扭转、前磨牙区咬合欠佳、颌间关闭不调等临床问题。此时，医师可灵活应用一些小技巧，如弯制正轴曲、重新粘结托槽、颌间牵引等来进行精细的咬合调整，已达到后牙的广泛咬合接触关系。

第五步：保持稳定。

精细调整阶段完成后，在不施加任何主动矫治力量的前提下，观察一个月左右，若能保持稳定，即可拆除矫治器，佩戴保持器。部分学者认为，下切牙唇向移动2mm以上应采用永久保持。

2. 安氏Ⅱ类2分类的矫治步骤

对于安氏Ⅱ类2分类患者，大多数侧貌面型较好，唇部无明显前突，所以大多不需要通过拔牙来改变唇位，故拔牙需谨慎。但是对于下颌存在先天缺失、前牙拥挤严重，或下颌后缩明显需上颌拔牙代偿的病例，仍需设计拔牙，其临床矫治步骤与安氏Ⅱ类1分类患者类似。有些操作需特别注意：因牙性深覆𬌗导致的切牙舌倾伸长，所以应该先矫治上颌牙列，该矫治阶段可配𬌗平面导板等打开咬合2～3mm，将内倾的上切牙唇倾并压低，待上前牙内倾解除后，再做上下颌矫治，使上下颌尽量建立正常的覆𬌗、覆盖及尖、磨牙关系。对于严重的牙性深覆𬌗及骨性深覆𬌗的病例可配合微种植钉，植入上唇系带的微种植钉利于前牙的压低及改善露龈笑。

患者若同时存在上后牙的萌出不足，可配合 J 钩辅助垂直牵引，以达到压低上切牙及伸长上后牙的效果。

二、正畸正颌联合治疗

对于成人重度骨性的安氏Ⅱ类错𬌗畸形患者，由于上颌明显发育过度或者严重下颌后缩，患者容貌及功能仅通过正畸治疗难以达到理想治疗效果。医生一般会建议患者进行正畸正颌联合治疗，以取得良好的牙列及颌骨畸形的矫治效果。

在进行正颌手术前，正畸医生需首先对患者实施正颌术前的正畸治疗。术前正畸治疗的重点：①去代偿治疗，包括去除牙齿的代偿性错位或倾斜、去除牙弓的代偿性狭窄、去除𬌗曲线的代偿性增大；②协调上下牙弓形态，包括手术切口前后段牙弓的协调及上下牙弓的宽度协调；③咬合调整，包括去除咬合干扰，前牙覆𬌗、覆盖及后牙颌关系的调整。

术式选择与错𬌗的骨性特征相关，临床常见的安氏Ⅱ类骨性错𬌗畸形患者的正颌术式有三种：第一种为针对解决上颌问题的手术，如骨性上颌前突下颌发育基本正常可选择上颌前部骨切开、Le Fort Ⅰ型骨切开术或两者联合手术。若畸形主要在上颌前部，则首选上颌前部骨切开术。单纯行此手术者，可结合骨内固定，以大大缩短愈合期，利于患者早日恢复进食。第二种为针对下颌问题的手术，如骨性下颌后缩（小下颌），常常选择下颌升支矢状劈开前徙术。第三种为上下颌骨均畸形，如骨性上颌前突伴有骨性下颌后缩，常需选择双颌手术。上述三种畸形若伴有颏后缩，均可辅助进行颏成形术以改善患者侧貌颜面特征。

常用的术式如下：

①Le Fort Ⅰ型骨切开术：该手术的截骨线相当于 Le Fort Ⅰ骨折线，从而将上颌牙槽骨与基骨分离。牙槽骨被游离后，可将其前移、后退（受颅底解剖结构的限制做有限的运动）、上升（需要去骨）或下降（需要植骨）。这种手术不仅可以改变上颌骨在矢状向和垂直向的关系，还可以通过倾斜骨块以达到改变𬌗平面的目的。该类手术适用于上颌骨发育不足（或过度）和上颌骨垂直向发育过度（或不足）患者的矫治，同时还可以将上颌骨的鼻侧面分割成 2～3 块，从而改变上颌骨的宽度和横𬌗曲线的曲度，来矫治上下颌牙弓的不调。

②上颌前部骨切开术：该手术最常用的是上颌前部折断下降法，在拔除第一前磨牙并去除该区域牙槽骨的基础上，后退或后上移动前颌骨段。适用于矫治上颌前颌骨发育过度或上前牙槽高度发育过大，开唇露齿严重的患者。

③上颌后部骨切开术：该手术最早由 Schuchardt 报道。手术方法为将上后牙槽与上颌骨分开，去骨后上移后牙段，从而使下颌自动产生逆时针旋转。主要适用于矫治由于上颌后牙槽发育过度所引起的前牙开𬌗患者。

④下颌升支矢状骨劈开术：该手术从矢状向劈裂升支内外骨板并完成远心骨段移位，可用于前伸或后退下颌骨，以及轻度旋转下颌而关闭开𬌗或打开咬合。适用于下颌发育过度（或不足）及骨性前牙开𬌗（或深覆𬌗）的治疗。对于行下颌骨升支矢状骨劈开前徙术的患者，常需配合颌间固定，术后嘱咐患者应加强颞下颌关节的功能训练，并嘱患者进行主动性张口训练，改善开口度以减少继发性关节不适等症状。

⑤下颌升支垂直骨切开术：该手术的截骨线由乙状切迹中份向后下通过下颌孔后方延伸到下颌角，以切线方向分为垂直切开或斜行骨切开，离断下颌升支，然后将远心骨段的舌侧后退，也可以将其之间的骨皮质去掉而加速愈合。该手术可用于后退下颌骨，适用于下颌骨发育过度及下颌骨发育不对称患者。

⑥颏成形术：该手术为一大类手术的总称，手术目的顾名思义是从三维方向对患者颏部的形态进行重建。适用于颏部发育不足、过度、不对称等患者。由于颏部的形态及突度的美观对于患者的面下 1/3 的正侧面外貌的改善有着举足轻重的作用，故该手术的实施具有重要意义。一般男性的颏部突度相对较大，轮廓较女性锐利，可彰显男性的刚毅性格特征；女性的颏部形态一般相对突度较小，轮廓较圆润，这亦与女性温柔的性格特征相匹配。

第五章　恒牙期安氏Ⅲ类方案设计

第一节　基本概述

　　安氏Ⅲ类错𬌗畸形是临床中最常见的牙𬌗畸形之一，在亚洲较为常见，发病率为 4% ~ 14%，在我国的发病率高达12.81%。安氏Ⅲ类错𬌗畸形主要是矢状向的异常，表现为上下牙及牙弓或颌骨的形态、大小、位置异常的一类畸形。临床特征是前牙反𬌗，磨牙近中关系，伴或不伴有后牙反𬌗。了解安氏Ⅲ类错𬌗的病因和机制，掌握安氏Ⅲ类错𬌗畸形矫治的诊断和设计方法，合理地、个性化地对安氏Ⅲ类错𬌗畸形患者进行矫治，有利于实现安氏Ⅲ类患者口腔功能、颜面美观、颞下颌关节以及患者的心理健康。

一、恒牙期安氏Ⅲ类错𬌗畸形的病因

　　遗传及先天因素：遗传因素是反𬌗的一个重要的病因，

约有 50% 骨性反𬌗患者具有明显的家族史。此外，一些先天性疾病也可导致反𬌗，如唇腭裂患者常常表现出前牙或全牙弓的反𬌗。

后天因素：后天因素也是导致错𬌗畸形发生的重要原因，如替牙期障碍，不良哺乳姿势，乳尖牙磨耗不足，儿童不良习惯：咬上唇、吮食指习惯、伸舌习惯、伸下颌习惯等，扁桃体肥大，低位舌，舌系带异常等均会造成安氏Ⅲ类错𬌗畸形的发生。

二、恒牙期安氏Ⅲ类错𬌗畸形的分类

1.按病因分类

Moyers 通过病因将安氏Ⅲ类错𬌗分为：骨性、牙性以及功能性三类。临床上三种类型同时存在的情况（混合性）更为常见。

（1）骨性安氏Ⅲ类错𬌗（图 5-1-1）：又称真性安氏Ⅲ类错𬌗或真性下颌前突，是由于上下颌（骨）发育位置或形态异常而导致的磨牙安氏Ⅲ类咬合关系。临床表现为上颌正常、下颌前突，或上颌后缩、下颌正常，或上颌后缩、下颌前突。临床矫治难度较大。

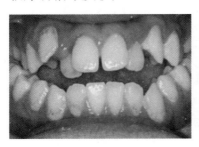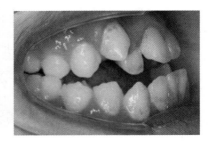

图 5-1-1　骨性安氏Ⅲ类错𬌗

临床鉴别安氏Ⅲ类错𬌗畸形是功能性还是骨性Ⅲ类错𬌗时，可通过临床检查有无下颌的功能性移位，下颌能否后退至切对切，有没有𬌗干扰等。

（2）牙性安氏Ⅲ类错𬌗（图5-1-2）：由于替牙障碍，个别牙早失或位置异常导致上下牙牙齿移位，这种反𬌗磨牙关系为安氏Ⅲ类或安氏Ⅰ类关系，前牙为反𬌗或者对刃。牙性安氏Ⅲ类错𬌗矫治容易，预后良好。

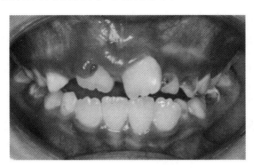

图5-1-2　牙性安氏Ⅲ类错𬌗

（3）功能性安氏Ⅲ类错𬌗（图5-1-3）：又称假性安氏Ⅲ类错𬌗，Moyers指出由神经-肌肉异常导致的下颌前牙的唇倾，或上颌前牙的舌倾，或者两者结合，或者个别牙干扰，迫使下颌向前移位所形成的安氏Ⅲ类错𬌗称功能性Ⅲ类错𬌗。功能性Ⅲ类错𬌗磨牙为中性或轻度近中关系，上下颌骨的大小、形态正常。患者可自行后退下颌或下颌可被动推至切对切，并且当下颌处于后退位时，患者的侧貌有较大程度的改善。单纯的功能性反𬌗一般仅在乳牙期或替牙列期存在，预后较佳。

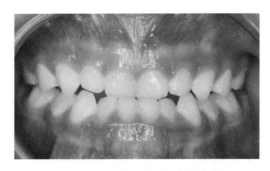

图5-1-3　功能性安氏Ⅲ类错𬌗

2.按形成机制分类

病因和机制是两个不同的概念，病因注重畸形发生发展的原因，而机制关注的是畸形本身的情况，即畸形的部位、性质。临床上对于安氏Ⅲ类错𬌗的形成机制一般可以分为四类：①上颌骨发育不足，或者位置靠远中；②下颌骨发育过度或位置靠近中；③上前牙舌倾；④下前牙唇倾。临床上，安氏Ⅲ类错𬌗的形成是由于以上一种或多种机制共同作用的结果。因此，针对不同畸形的形成机制，应该制订不同的治疗目标和方案。

第二节　恒牙早期安氏Ⅲ类错𬌗畸形的诊断设计

安氏Ⅲ类错𬌗畸形的临床诊断可通过牙齿咬合（磨牙、切牙关系）、侧貌（直、凹）、X线头影测量数据以及随生长发育畸形的发展情况等综合判断。与其他错𬌗畸形不同，安氏Ⅲ类错𬌗畸形具有复杂性、易复发性、生长发育不可预测性，不同阶段的安氏Ⅲ类患者的具体情况和畸形机制不同，方案设计应结合患者的具体情况及临床诊断等综合考虑。安氏Ⅲ类错𬌗畸形的治疗，原则上主张早期进行，治疗时应鉴别诊断错𬌗畸形的类型，结合治疗时机，预后判断等，再考虑是否需要功能矫治或矫形治疗、手术与否、三维控制、拔牙与否以及拔牙方位等。因此，对恒牙早期安氏Ⅲ类错𬌗畸形及成人恒牙安氏Ⅲ类错𬌗畸形应分别采取不同的治疗策略，制订适合患者的个性化矫治方案（图5-2-1）。

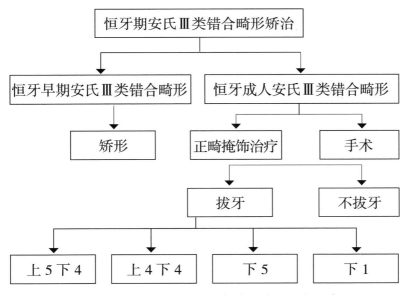

图5-2-1　恒牙期安氏Ⅲ类错𬌗畸形矫治思路

　　安氏Ⅲ类错𬌗畸形患者原则上提倡早期矫治。早期安氏Ⅲ类错𬌗畸形患者多表现为假性的或功能性（肌型）的安氏Ⅲ类关系，活动矫治器及功能性矫治器在乳牙期及替牙期都可起到较好的效果。对于轻中度的骨性恒牙早期安氏Ⅲ类患者，颌骨及牙𬌗的发育已经接近完成，原则上可采用矫形治疗加掩饰治疗的方法进行矫治；对于严重骨性安氏Ⅲ类畸形患者可暂不治疗。

（1）对于恒牙早期颌骨和牙𬌗发育大部分已完成的安氏类畸形患者，很难改变颌骨关系，移动颌骨的可能性不大，宜采用固定矫治器。通过改变牙齿的位置建立覆𬌗覆盖，掩饰颌骨的畸形。

（2）对于年龄不太大并且仍具有一定生长潜力的上颌骨发育不足的患者也可酌情使用上颌前方牵引矫治器、头帽颏兜矫治器等矫治器。效果虽不及乳牙列期及替牙前期，但只要正确评估患者的生长潜力，抓紧时机，合理设计，一般都能取得良好的矫治效果。

（3）对于严重骨性安氏Ⅲ类畸形未成年患者，仅通过牙代偿难以实现理想的生理咬合关系，也不利于患者颜面部畸形的纠正，因此建议患者暂不治疗，待成年后进行正畸 - 正颌联合治疗以取得更好的矫治效果。

以下对四种恒牙早期安氏Ⅲ类错𬌗的矫治做一具体说明。

一、牙 - 牙槽型前牙反𬌗型患者

当牙型及功能型反𬌗的患者在乳牙期及替牙期错过了治疗，在恒牙期就会形成牙 - 牙槽型反𬌗。在恒牙早期，对牙 - 牙槽型反𬌗及时进行矫治，颌骨的发育异常一般也会随之得以纠正。该期矫治的原则是解除锁结关系，唇向移动上前牙，舌倾下前牙。临床上常采用的方法是用活动矫治器或固定矫治器，或两者结合使用。在后牙区制作固定式或者活动式𬌗垫，让前牙脱离咬合接触，并维持下颌后退位，上颌前牙可使用活动矫治装置如𬌗垫舌簧等推上前牙向唇侧（图5-2-2），或使用固定装置利用个体标准的弹性上颌弓丝排齐整平𬌗曲线的同时唇侧移动上前牙。Ⅲ类牵引也是固定矫治装置中解除安氏Ⅲ类错𬌗的常用手段。无论固定矫治装置还是活动矫治装置，均需达到上切牙推向唇侧的目的，解除反𬌗，降低𬌗垫高度，建立正常的覆𬌗覆盖，最后排齐前牙的目的。

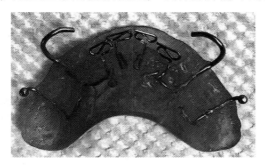

图5-2-2　𬌗垫舌簧矫治器

二、上颌发育不足型患者

对恒牙早期上颌骨发育不足者，矫形牵引应早期进行，以促进上颌的生长发育。恒牙早期的矫形矫治效果虽不如乳牙列期及替牙前期，但也会产生良好的矫治效果。上颌前牵的机制主要是刺激上颌骨的发育，促进上颌前移伴少量的逆时针旋转，改变下颌骨生长方向，引导牙、𬌗、颅、面向正常发育。恒牙早期Ⅲ类患者进行前方牵引矫治的适应证为上颌轻中度后缩，侧貌中度凹陷型，且依从性较好的患者。牵引的部位和方向不同，上颌的旋转程度也不同。常用牵引的部位应尽量靠前（上颌侧切牙与尖牙间），牵引方向为向前下（约30°），力值为每侧500 ~ 1000g，患者矫形力的时间应不少于每天12 ~ 14小时，通常疗程为3 ~ 16个月。

对于上颌牙弓狭窄，扩大牙弓可以增加牙弓长度、扩宽气道以及矫形前的预备。有学者认为，上颌扩弓可刺激或加

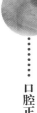

速上颌骨向前生长移位，前牵的效果更为显著，更有利于上颌骨前牵效果的实现。对于上颌无横向宽度不调的患者是否需要扩弓，目前尚存在争议。一般认为，青春前期是扩弓的最佳时期，但也有研究结果表明，恒牙早期矫治的矫治效果比混合牙期的矫治效果更稳定。

三、下颌发育过度型患者

恒牙早期下颌发育过度型患者的矫形治疗比上颌发育不足的患者更困难。因为上颌发育不足患者进行前牵会促进上颌向前进一步生长，而下颌发育过度型患者的矫治则需抑制下颌的生长。颏兜作为抑制下颌生长改变下颌旋转方向的早期治疗的一种手段，常用于骨性下颌前突患者的矫形治疗和垂直骨面型的控制，头帽颏兜最佳矫治时机为 7～9 岁，其作用机理通过改变下颌的生长方向使之旋转，改善切牙关系，重建闭口位时的下颌角。头帽颏兜可分为枕牵引及高位牵引。枕牵引常用于下颌前突的患者，高位牵引常用于高角和长面型的患者。牵引力值约为每侧 300～500g。颏兜的治疗效果尚存在争议，但有学者认为对于少数生长发育高峰期的恒牙早期安氏Ⅲ类错𬌗的患者仍然具有一定的疗效，此期大多数患者需通过高效能的固定矫治装置来掩饰骨骼的发育畸形，是否需拔牙矫治是根据患者的情况综合考虑。对于严重下颌前突或下颌生长仍具有一定潜力的患者，可选择暂不矫治，在生长发育高峰期结束后再行正畸－正颌联合治疗，以利于牙𬌗功能的健康及面型的改善。

四、上颌发育不足伴下颌前突型

对于上颌发育不足伴下颌前突型的混合型患者，应在青春高峰期前尽早采用口外矫形牵引，促使上颌骨向前生长，通过向后牵引颏部，抑制下颌生长。常用的矫治器有面框前牵引、改良式颏兜等（图5-2-3）。同上，牵引力每侧应大于500g，每日应佩戴12～14小时。待颌骨矢状向位置有一定程度的纠正后，再根据牙列的状态对牙𬌗进行代偿调整，最后需注意的是混合型安氏Ⅲ类错𬌗的保持时间需延长，矫治后可持续佩戴颏兜予以保持。

对于严重的骨性上颌发育不足伴下颌前突型患者，也建议在生长发育高峰期结束后再行正畸－正颌联合治疗。

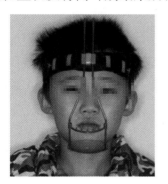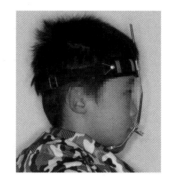

图5-2-3　头帽颏兜配合前方牵引矫治

第三节　成人恒牙安氏Ⅲ类
矫治的策略及矫治方法

对于已经错过生长发育高峰期的安氏Ⅲ类错𬌗畸形患者，轻中度骨性安氏Ⅲ类患者可使用固定矫治或隐形矫治，矫治原则为唇向移动上前牙,舌向移动下前牙,采用Ⅲ类颌间牵引,以矫正前牙反𬌗,调整磨牙关系和尖牙关系;严重骨性安氏Ⅲ类可行正畸－正颌联合治疗。以下是安氏恒牙Ⅲ类固定矫治中常用的矫治策略。

一、成人恒牙安氏Ⅲ类拔牙与否的方案设计

成人固定矫治拔牙与否,应综合考虑患者的面型、鼻唇角、切牙轴倾度、前面高比、牙周状况、下颌的生长潜力、咬合度、患者的意愿、医疗技术水平与条件及治疗预期等方面。对于大多数轻度骨性Ⅲ类且无牙列拥挤的错𬌗患者可通过非拔牙的方法矫治,通过继续唇倾上前牙、舌倾下前牙来补偿颌骨的畸形。对于上、下前牙唇倾度较大并伴有牙列拥挤的假性安氏Ⅲ类错𬌗患者可通过拔牙解除拥挤,掩饰颌骨畸形,易于建立正常的覆𬌗覆盖关系。对部分伴有中重度拥挤的安氏Ⅲ类错𬌗患者,拔牙矫治更有利于安氏Ⅲ类治疗效果的稳定。此时,拔牙的原则应以下颌为准,先纠正反𬌗,再依据前牙的覆盖、骨骼关系、上颌排齐后提供的间隙等来确定上颌拔牙与否。

对于有一定程度骨性异常患者,不拔牙矫治可能出现上前牙过度前突唇倾或难以纠正安氏Ⅲ类错𬌗时要考虑是否拔牙。拔牙与否取决于上颌,如果上颌发育不足,拔牙矫治会进一步加重颌骨的发育不足。若患者侧貌为凹面形,会进一步加剧凹面形恶化。因此,对安氏Ⅲ类患者的拔牙矫治应该慎重,生长完成前只要拥挤(Ⅱ度甚至以上)不影响反𬌗的矫正,不要急于减数,尤其是上颌。

对于重度骨性安氏Ⅲ类错𬌗患者，若患者不接受正颌外科手术时，也只能通过拔牙矫治，以牙齿移动来代偿颌骨的畸形。下前牙的倾斜度与第一磨牙的支抗是决定能否拔牙的另一重要因素。大多数安氏Ⅲ类颌骨畸形的患者牙齿会自发出现一定程度的代偿：上前牙唇倾，下前牙舌倾。对于轻中度骨性畸形采用固定矫治掩饰治疗，如果考虑进行拔牙矫治，尤其是拔除下颌第一前磨牙，会导致下前牙的过度舌倾，对于下前牙已自发代偿舌倾的患者，可能会导致矫治的失败。因此，应特别关注上颌第一磨牙的支抗和下颌前牙的转矩。

牙周界限是决定能否拔牙的另一重要因素。有研究表明，骨性Ⅲ类错𬌗患者的 CBCT 中得出：下切牙区牙槽骨比个别正常𬌗患者的牙槽骨厚度更薄，高度更低，根尖点距唇侧骨皮质更近。若通过拔牙代偿性舌倾下切牙，根尖越接近唇侧骨皮质，相应唇侧牙槽骨越薄，附着高度越低，牙根的骨支持越少。这提示临床医师矫治前要充分了解患者下切牙区的牙周组织状况，对于唇侧牙周支持组织较薄的患者，应避免拔牙，否则将增加牙根暴露的风险。

对于已确定拥挤的安氏Ⅲ类错𬌗拔牙矫治，不同的病例拔牙的模式选择不同。常规拔牙模式（图 5-2-4）：拔除四颗前磨牙（上 5 下 4、上 4 下 4）、两颗下颌前磨牙（下 5）。对于下前牙轻微舌倾，前牙区轻度拥挤或 Bolton 比不调，患者面型尚可的病例可考虑拔除一颗下切牙（下 1）。对于下前牙轻微舌倾后牙段拥挤的患者也可考虑拔除第二磨牙（下 7）。对于骨性安氏Ⅲ类错𬌗畸形，需注意的是应早期拔除第三磨牙牙胚，有利于终止其对下牙列的生长促进。随着微种植钉在临床的广泛应用，轻中度下颌前突更倾向于拔除第三磨牙，远移下颌牙列。

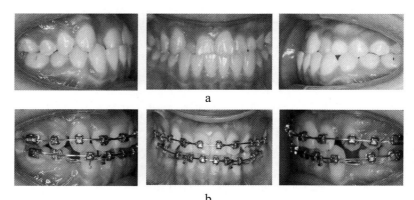

a

b

图 5-2-4　常规拔牙模式拔除四个第一前磨牙，解除反𬌗

（a.矫治前；b.矫治一年后，反𬌗解除）

二、Ⅲ类牵引

Ⅲ类牵引（图5-2-5）是通过利用矢状向牵引来治疗Ⅲ类错𬌗畸形的常用手段。根据矢状向和垂直向比例的关系可分为长牵引，中牵引和短牵引。Ⅲ类牵引时易发生上磨牙及下前牙伸长，𬌗平面顺时针旋转，因此更适用于低角和均角患者，对高角患者不利。对高角患者的矫治，在相同力值的情况下Ⅲ类短牵引垂直向副作用更小，上颌磨牙伸长地更少。其次，结合微种植钉的Ⅲ类牵引也可有效避免上颌磨牙的伸长力，减小Ⅲ类牵引的副作用。

需要注意的是Ⅲ类牵引常导致上颌前牙的过度前倾，而不是整体移动。此时可在上前牙的方丝上增加负转矩或将托槽倒粘、使用转矩簧等措施避免上前牙的过度唇倾。

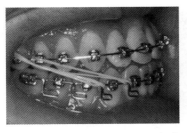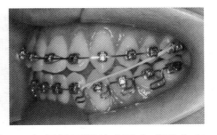

图 5-2-5　临床常见的Ⅲ类牵引，可根据需要调整牵引方式及力度

三、邻面去釉

对于 Bolton 比例不调的牙性安氏Ⅲ类或轻度骨性Ⅲ类错
𬌗畸形病例，邻面去釉（图 5-2-6）是矫治安氏Ⅲ类错𬌗畸
形的手段之一。邻面去釉可达到解除拥挤，协调牙齿大小，
轻度矢状向矫正，以及牙列中线对齐的目的。通过牙齿邻面
的片切获得间隙回收下颌前牙，解除前牙的反𬌗。

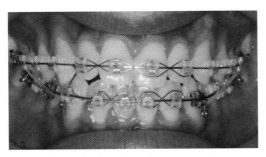

图 5-2-6　通过下前牙少量片切，配合Ⅲ类牵引，反𬌗解除

四、MEAW 曲

多曲方丝弓技术是 Kim 医师于 20 世纪 60 年代末期在方
丝弓技术的基础上创造、推广起来的高效固定矫治技术。一
般在两侧尖牙至第一恒磨牙均弯制"L"形曲而称为多曲方
丝弓矫治技术（图 5-2-7）。多曲方丝弓技术通过牙及牙槽
水平的改变来达到掩饰性治疗的目的，对颌骨及软组织的影

响不大。MEAW 曲矫治轻中度骨性Ⅲ类错𬌗畸形尤其伴开𬌗的病例十分有效，对严重骨性Ⅲ类，必须通过正畸 – 正颌联合治疗。MEAW 曲矫治骨性Ⅲ类错𬌗畸形的机理：多曲弓丝使托槽间的弓丝距离增大，弓丝的挠曲变形率降低，持续轻力使每颗牙齿在三维方向上运动且互不干扰。通过后倾曲加短Ⅲ类牵引使得近中倾斜的下后牙直立并后倾，从而获得空间，纠正磨牙关系利用后倾后提供的间隙回收下前牙。有学者指出，后倾磨牙 5°、10°、15° 可依次得到 1.5mm、3.0mm、4.5mm 间隙。因此，使用 MEAW 曲矫治前应拔除第三磨牙，这样既利于后牙的后倾竖直，也解除了后段牙弓拥挤度，有利于 MEAW 曲作用的发挥和疗效的稳定。使用 MEAW 曲矫治反𬌗的适应证：①轻、中度骨性Ⅲ类且下颌前突不严重；②下后牙近中倾斜；③前牙反覆盖不大；④高角病例，有开𬌗倾向。MEAW 曲加力及调整：对于安氏Ⅲ类拔牙或不拔牙病例使用 MEAW 曲应在牙弓排齐、整平已基本完成时开始，拔牙病例可在拔牙间隙关闭后使用。矫治安氏Ⅲ类错𬌗畸形，上颌应放置不锈钢方丝，弓丝前段加负转矩（冠舌向根唇向），下颌常使用 0.016 英寸 ×0.022 英寸的不锈钢弓丝来弯制 MEAW 曲。MEAW 曲加力是指将转矩钳夹住弯制好的 MEAW 曲弓丝远中垂直部分，将"L"形曲的末端弯向龈端，使"L"形曲最终与主弓丝形成 5°~15° 后倾角（图 5-2-8）。MEAW 曲加力后，上颌是加大的 Spee 曲线，下颌是反 Spee 曲线。后倾角的大小需要结合 X 线头影测量值及磨牙的前倾程度决定，加力越大，牵引的皮圈也要越大。初戴 MEAW 矫治弓丝时，应使用较小的力量，随着复诊次数逐渐加力。

颌间牵引：使用 MEAW 曲一定要配合Ⅲ类牵引，Ⅲ类牵引会使上颌磨牙有一定的伸长，而 MEAW 曲使下颌磨牙直立后倾，会抵消一部分的伸长力。对于上颌磨牙区需要强支抗的患者，建议使用短Ⅲ类牵引，以减少磨牙的伸长力及对颞下颌关节等其他副反应。如不能保持持续的轻力、合适的牵引位置以及患者持之以恒的配合，不但不利于矫治，反而会加重错𬌗畸形。除此之外，使用较粗的弓丝、TPA、微种植钉、高位牵引等均可用于磨牙区支抗的控制。疗效分析：① MEAW 曲利用后倾直立牙齿获得间隙来调整前牙及磨牙关系有较好的疗效，但对面型改善有限；②短距离Ⅲ类牵引有利于控制上颌磨牙的高度，配合上磨牙的负转矩，可防止上颌磨牙过度颊倾（图 5-2-9）。

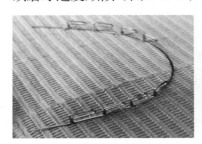
图 5-2-7 临床 MEAW 曲

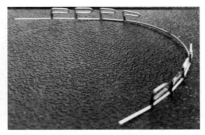
图 5-2-8 加力后的 MEAW 曲

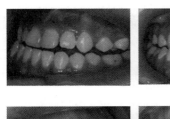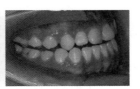

a

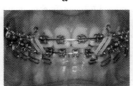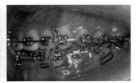

b

图 5-2-9 通过 MEAW 技术及短Ⅲ类牵引解除反𬌗、开𬌗
（a.治疗前；b.治疗一年半后，反𬌗、开𬌗解除）

五、微种植钉推下牙列向远中

微种植钉作为一种近似的绝对支抗,因其体积小、费用低、即刻加力、术式简单、对患者依从性要求低等优点被广泛应用于临床。微种植钉支抗的适应证非常广泛,其中,利用微种植钉整体远移下牙列,建立前牙正常覆𬌗覆盖是微种植钉的临床应用之一。微种植钉整体远移下牙列,应从矢状向、水平向、垂直向综合考虑支抗的设计。

对于下颌前突的恒牙期安氏Ⅲ类错𬌗畸形患者,微种植钉整体远移下牙列前,首先应拔除下颌第三磨牙,整体远移下颌磨牙应注意下颌骨第二磨牙远中具备足够的骨量。为避免干扰牙根,植入部位可选择下颌第一、第二磨牙颊侧外斜线处。低角和均角患者整体远移下颌牙列,磨牙区高度增加,有利于患者面型的改善。高角患者远移下颌磨牙需注意垂直向高度的控制。内收下牙列时应压低下磨牙,促进𬌗平面的逆时针旋转。

六、隐形矫治在安氏Ⅲ类错𬌗畸形中的应用

随着无托槽隐形矫治技术的发展、矫治器材料的改善以及软件的不断改善,轻中度安氏Ⅲ类错𬌗畸形的隐形矫治也可达到良好的矫治效果。隐形矫治技术治疗安氏Ⅲ类病例有其独特的优势:隐形矫治器在浅覆𬌗浅覆盖病例中表现出良好的垂直向控制能力;反𬌗或正中𬌗位—正中关系位不一致的病例中,隐形矫治器本身可作为一种𬌗垫解除咬合干扰;在不对称的病例中隐形矫治器对中线具有良好的矫治效果;下牙弓采用邻面去釉使下切牙舌倾;回收时舌倾下切牙且保留少量Spee曲线不矫正,使结束咬合时的覆𬌗增大等。

隐形矫治安氏Ⅲ类错𬌗的常用手段及方法如下：

牙性安氏Ⅲ类错𬌗畸形及轻度骨性Ⅲ类非生长期患者，可以采用隐形矫治非拔牙矫治，结合下牙弓邻面去釉和Ⅲ类牵引，当骨性问题严重但在牙齿代偿的范围内，可选择拔牙矫治。严重骨性安氏Ⅲ类错𬌗尤其是伴有下颌偏斜的患者，需正颌手术矫治。

隐形矫治推磨牙向远中（图5-2-10）具有较高的实现效率。下颌磨牙序列远移是矫治安氏Ⅲ类错𬌗畸形的另一方法。近中尖对尖的安氏Ⅲ类磨牙关系可通过下颌磨牙远移矫正。下磨牙序列远移可与后牙邻面去釉结合使用以减少磨牙远移量，更利于磨牙及尖牙关系的调整。同时，可使用精密切割进行Ⅲ类牵引，更有助于隐形矫治设计中下颌磨牙远移。此外，下牙列整体远移可辅助使用微种植钉增强支抗，与隐形矫治器下尖牙上的牵引钩进行牵引。相应的，微种植钉也可与下尖牙上的长牵引钩之间放置弹力线、链状皮圈或镍钛拉簧。

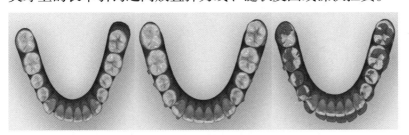

图5-2-10　隐形矫治通过序列远移
下颌磨牙，改善轻度骨性安氏Ⅲ类

七、扩弓

对于安氏Ⅲ类错𬌗畸形的矫治，除注重矢状向关系的不调外，还应从三维方向考虑，因此，在关注矢状向问题前应先考虑横向问题。对上颌发育不足牙弓狭窄的安氏Ⅲ类患者，特别是唇腭裂的患者，多使用扩弓矫治器的装置。一般认为，青春前期是扩弓的最佳时期，但有研究结果表明，恒牙列早期矫治组的矫治效果比混合牙列期组的矫治效果更稳定。常用的扩弓装置（图5-2-11）有Hass、Hyrax、夹板式螺旋扩弓器、四眼圈簧扩弓器、分裂基托簧扩弓器和活动式基托螺旋等。此外，临床上还可通过一些扩弓设计，如略大于牙弓的弓丝、多曲弓丝、平直弓丝、改良多用途弓、骑士弓（图5-2-12）等可灵活运用以扩大牙弓。

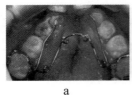 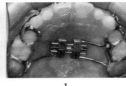 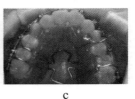

a b c

图 5-2-11 临床常用的扩弓装置

（a.四眼圈簧扩弓器；b.螺旋扩弓器；c.菱形扩弓器）

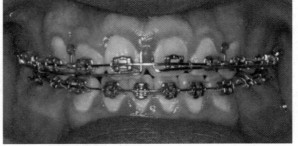

图 5-2-12 骑士弓扩弓装置

对成人患者一般认为慢速的扩弓较为安全，如需获得较多的扩弓量，可以行外科辅助扩弓，长期效果也更稳定。目前临床上可用种植体支抗辅助快速扩弓。扩弓的骨性效应增加，牙性效应减小，对于严重的牙弓狭窄患者，可以不需要手术治疗就达到扩弓效果，同时可以获得较好的稳定性。对于过了生长发育高峰期的成人患者，如需获得较大量的扩弓，还可采取腭中缝劈开术和颊侧骨皮质劈开术。在外科手术劈开后，再使用骨支持式扩弓器，将扩弓力量传至上颌骨，获得更多的骨性扩弓量。

八、肌功能训练

对安氏Ⅲ类错𬌗畸形患者进行肌功能训练，可获得正常的口周肌功能及呼吸肌功能，有利于安氏Ⅲ类错𬌗畸形的矫治和软组织的改建，同时也是安氏Ⅲ类错𬌗畸形保持其效果稳定的重要手段之一，因此正畸医生更应注重Ⅲ类患者口周肌的改建以适应新的动态平衡。

九、正颌手术

对于严重骨性安氏Ⅲ类错𬌗畸形无法通过正畸或矫形进行代偿或固定矫治疗效不佳的患者，建议患者在生长发育完成后（女，18岁；男，20岁）后进行正颌手术。正颌手术前通过正畸治疗，去除牙齿代偿，在正颌术中移动骨块，进而解除颌骨畸形。是否行正颌手术的指标很多，通常认为 ANB 角 < 4°、L1-MP 角 < 82°、SNP 角 > 83°、颏角 IDP-MP < 69°、联合变量 CV < 201° 是外科治疗的参考指征。除此之外，还应从患者骨骼不调的严重程度、软组织侧貌、咬合关系、医师的医疗技术水平及医疗条件等多方面综合考虑。

综上所述，恒牙安氏Ⅲ类错𬌗畸形可采用早期矫形治疗或牙齿代偿治疗掩饰颌骨的畸形。对于固定治疗预后不佳或有严重骨性安氏Ⅲ类错𬌗畸形的反𬌗病例，考虑手术治疗。

第六章 牙周病患者的正畸方案设计与治疗

　　牙周病患者的病理特点是活跃期和静止期交替出现，活跃期短暂，静止期持续时间长。临床上可通过观察牙周软组织情况判断患者是否处于牙周病活动期，常见指征有探诊出血、牙龈色泽及形态变化等。牙周病并非正畸治疗的禁忌证，而且合理的、规范的正畸治疗对牙周组织有积极的作用，但前提必须是牙周病得以控制，进入牙周病静止期后才能进行正畸治疗。因此，牙周病患者正畸治疗前应当与牙周专科医生配合，通过龈下洁治、根面平整等措施减少牙周袋深度。对于中、重度牙周病患者，一般应在牙周治疗后 3～6 个月进行风险评估，考虑是否可以进行正畸治疗。牙周病患者正畸禁忌证：经过牙周治疗后，病损未得到控制；牙周破坏累及根尖或者后牙根分叉病变；牙齿松动度 III 度。

第一节　牙周病损与正畸牙移动

正畸牙移动对牙周组织的影响取决于是否有利于牙周组织的健康及改善牙周损害的严重程度。正畸治疗有利于受损牙周组织的恢复，是指牙齿在正畸移动过程中，牙周组织（包括牙龈、牙周膜、牙槽骨）会随着牙齿的移动而发生变化，在牙周状况良好的条件下牙槽骨会产生增生性改建（图 6-1-1）。因此，在一定条件下正畸治疗可以改善牙周组织健康。例如个别牙经正畸牵引伸长后，牙槽骨区进行相应的改建，骨下袋深度降低；竖直倾斜的牙齿后，牙槽骨随牙齿的移动而增生改建，角形吸收得到明显改善（图 6-1-2）；在骨缺损区移动牙齿能促进缺损区牙槽骨的部分骨量恢复等。

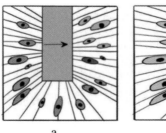
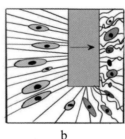
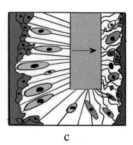

a　　　　　　　　b　　　　　　　　c

图 6-1-1　正畸应力加载后牙、牙周膜、牙槽骨示意图

（a.施加正畸力；b.张力区，牙周膜纤维被拉伸，压力区牙周膜纤维被压缩；c.持续特定时间后,张力侧骨质沉积,压力侧骨质吸收）

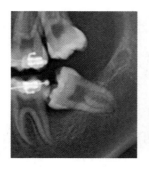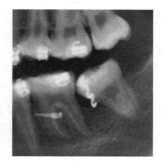

a　　　　　　　　b

图 6-1-2　牙齿竖直后，牙槽骨改建，角形吸收改善明显

（a. 竖直磨牙前；b. 竖直磨牙后）

一、牙槽骨吸收与牙移动

由于发育异常或长期缺牙使牙槽骨失去生理性刺激，导致局部牙槽骨进行性吸收，高度降低，宽度变窄。虽然在牙槽骨吸收变薄区进行正畸牙移动并非临床禁忌证，但依然

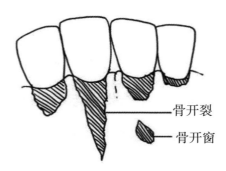

骨开裂
骨开窗

图 6-1-3　骨开裂，骨开窗

存在很大的风险。牙齿过度颊舌向移动可能造成颊舌侧骨窗、骨开裂等（图 6-1-3），而前者用常规的 X 线检查常不能被发现。在牙槽骨吸收变低变窄区移动牙齿的关键点是保持轻力，避免牙周组织透明样变，且正畸牙移动过程中一定要保证牙根位于骨松质中，否则会造成牙根吸收。临床上如果确实需要在牙槽骨严重萎缩区进行牙齿移动，可以在正畸牙移动前辅助外科植骨术恢复牙槽嵴形态后进行。

二、骨下袋与牙移动

骨下袋是指牙周袋袋底位于牙槽嵴顶根方，常由垂直性骨吸收而来，是由破坏性的牙周病损造成（图6-1-4）。正畸治疗时，将牙齿倾斜或压低，有可能将菌斑带入牙槽嵴并形成骨下袋，去除龈下菌斑，控制牙周病证后再进行牙齿倾斜或压低就不会造成牙周附着丧失，而且可以减小骨下袋深度，有利于垂直性牙槽骨吸收的恢复。即无炎症但牙周膜缺失的正畸牙移动

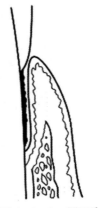

图 6-1-4　骨下袋

不会造成牙槽骨的进一步吸收，但如果骨下袋内有炎症，牙齿移动会造成牙周组织继续破坏。

三、伸长牙齿与牙周组织改建

通过正畸进行牙齿伸长能促进牙周附着冠向增生，从而减小骨下袋深度，但伸长后的牙冠后期常需进行截冠术、根管治疗及冠修复等。此外，前牙进行正畸伸长后，游离龈及附着龈都发生了相应的伸长，其中，游离龈伸长了牙移动量90%的距离，附着龈伸长了牙移动量80%的距离，而黏膜与牙龈的相对位置保持不变。利用正畸力进行伸长能改善该区牙龈的高度和位置，为后续的修复治疗提供良好的牙龈外观。因此，对于临床上无法保留的牙齿，可以尝试在修复或种植前先进行正畸伸长，相应的牙槽骨及牙周附着随着牙齿的伸长而升高，从而修复牙槽骨及牙周组织缺损，这样拔牙后可获得良好的牙槽及牙龈外观，有利于修复治疗效果。

四、压入牙齿与牙周组织改建

附着龈无黏膜下层，固有层直接附着于牙槽骨上，角化程度高，富含胶原纤维，对局部刺激具有较强的抵抗力，被认为是保证牙龈健康的重要结构。传统观念认为冠根向 1mm 的附着龈宽度，可以在很大程度上降低正畸牙齿移动过程中牙龈退缩的风险。但实际上菌斑是否容易引起牙龈退缩，主要取决于附着龈的颊舌向厚度，而不是冠根向宽度。在薄的牙龈组织中，炎症可侵及整个牙龈厚度，从而造成牙龈退缩，而在厚的牙龈组织中，炎症被局限在龈沟内而未侵及整个牙龈厚度，所以表现为龈袋的形成而非牙龈退缩。现在大多学者认为附着龈组织取决于两个维度，即宽度与厚度。临床上单独检查考量其中任何一个都是不全面的。足够的宽度与厚度也是维持牙龈健康的重要条件。目前，关于牙齿压入移动是否能造成牙周附着的增生改建尚存在争议，普遍认为在炎症已控制的情况下进行轻力压低，可产生新的牙周附着，轻的压入力结合翻瓣术，可产生新的牙周膜及牙槽骨。临床上，对于因牙周病造成的前牙伸长的患者，在进行压低后牙槽骨高度及牙周健康状况都有了明显的改善。但如果压低前未对压入的牙齿进行彻底的洁治、刮治，在压入移动过程中将龈上菌斑带入牙槽嵴下，则会造成牙槽骨的垂直性吸收，形成骨下袋。因此，压入移动对牙齿的洁治、刮治要求较高。正畸压低移动还可以改善个别前牙的龈缘高度，前牙伸长的患者其龈缘高度与邻牙龈缘高度不同，从而影响前牙区美观，用轻的间断力对伸长的牙齿进行压低后，可平齐龈缘高度（图 6-1-5），改善牙龈外观，利于后期修复治疗。

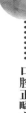

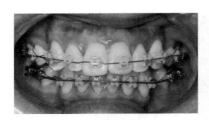 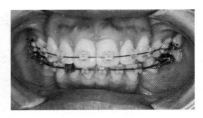

图 6-1-5　轻力压低上切牙，龈缘外观随之改善

第二节　牙周病患者的正畸治疗

对于牙周病患者，正畸治疗的主要目的是改变牙周组织状况，减少牙周袋，增加牙周附着。下文我们将对牙周病患者的正畸干预措施展开介绍。

一、调𬌗

多数牙周病患者的正畸特征表现有：前牙扇形散开、上下前牙唇倾（Ⅱ类2分类除外，表现为上前牙舌倾）、深覆𬌗（下切牙过长，Spee曲度深，下前牙咬伤腭黏膜）及后牙近中倾斜移动，同时伴随着不同程度的咬合干扰。因此，在控制牙周病证的同时，应当进行适当的调𬌗，否则，在炎症没有完全控制前盲目进行牙齿的压低会造成医源性牙周袋加深。而且，牙周病患者在主动矫治结束后，也应根据需要进行调𬌗，从而保证患者在牙尖交错位或从牙尖交错位开始做各项功能运动，如前伸、侧方等运动时，无咬合干扰，不产生𬌗创伤。此外，对于牙周损害程度较重或严重重叠错位的前牙可在正畸治疗初期先不粘结托槽，在稳定板的配合下先用固定矫治器竖直排齐相对健康的后牙，调整后牙咬合，然后再拔牙及内收、排齐前牙。

二、减小冠根比

对于前牙深覆𬴂，下前牙临床牙冠伸长且牙槽骨吸收的患者，切记不能按常规正畸治疗方式强行压低下切牙打开咬合。对这类患者，牙槽骨吸收即牙周支持组织减少后，阻力中心向根尖方向移动，很轻的力就能产生较大的牙齿移动，而且容易导致唇向倾斜。并且这类牙周病患者多伴有咬合创伤，常加重牙周组织丧失，因此治疗时应首先考虑调磨牙冠，减小冠根比，使矫治力更靠近牙齿的阻抗中心。冠根比的改善可使治疗后咬合力对牙周组织的创伤减小，有利于牙槽骨改建和咀嚼功能的恢复。

三、关闭或集中前牙间隙

关闭或集中前牙间隙有利于改善牙周组织的受力环境，建立有利的切导斜度。但对于牙周病患者，应当使用轻力矫治，且考虑到牙周病患者多为成年人，对美观的需求度偏高，因此一般不采用口外弓关闭前牙间隙或加强后牙支抗，而多选择掩饰性好的横腭杆或种植钉支抗等。并且牙周病患者在关闭间隙前须拍摄 X 线牙片观察被移动牙齿有无根尖吸收及其牙槽骨状况，如牙槽骨吸收形态、牙槽骨吸收程度等，从而判断其是否能承受正畸矫治力。上前牙内收关闭间隙宜采用橡皮链牵引或弹力线拴扎等轻力滑动法（图 6-2-1），且移动速度不能过快，一般每月不超过 1mm。下前牙间隙关闭时建议采用不锈钢方丝进行转矩控制，避免过度舌倾，并且应当尽量保证牙根在骨松质中移动，否则会导致骨开窗、骨开裂、牙龈退缩、牙根吸收等不良后果。如后期需要集中间隙进行修复治疗，应提前与修复科医生会诊后决定集中间隙的位置，应以小范围牙移动为原则。

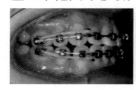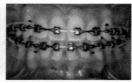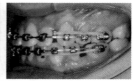

图 6-2-1　滑动法关闭间隙

四、邻面去釉

牙周病患者牙龈退缩后，原来龈乳头所在部位会形成三角间隙，称为"黑三角"，尤其好发于下前牙区。拥挤排列的牙齿邻面缺乏生理性磨耗，正畸排齐后会加重三角间隙。此外，不当的牙齿移动也会引发医源性骨开窗，导致牙龈退缩。目前，解决"黑三角"最简单的方法是邻面去釉，即通过片切牙齿邻面接触点尽力改善，临床操作时一定要注意邻面去釉量以及邻面接触区形态的恢复（图 6-2-2）。

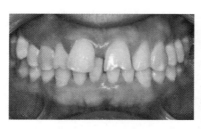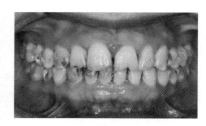

图 6-2-2　下颌前牙微量邻面去釉后，下前牙黑三角改善

五、片段弓技术

片段弓技术被广泛应用于牙周病患者的正畸矫治过程中，

临床常用于：

（1）对于后牙咬合关系良好、代偿稳定、治疗中不需要改变后牙的咬合关系，仅需要排齐重叠拥挤的前牙，纠正前牙反𬌗或解除前牙咬合创伤的患者，多采用前牙局部片段弓进行矫治（图6-2-3）。

（2）因美观考虑需先牵引尖牙，或需先竖直及排齐后牙的患者，可采用后牙段的局部片段弓进行矫治，减少矫治器对美观的影响。

（3）对于深覆𬌗患者需要打开前牙咬合，采用前、后局部片段弓加辅弓的方法，即将多颗后牙用片段弓连在一起以提供足够的支抗，然后将打开咬合的辅弓在尖牙与侧切牙间与前牙局部片段弓进行结扎，使压低力通过前牙段的阻抗中心，避免压入时造成后牙升高及前牙唇倾。如有必要，也可以考虑采用微种植钉支抗牵引前牙局部片段弓的方法打开咬合。

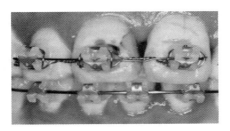

图6-2-3　上前牙片段弓

六、随形弓

牙周病患者采用连续弓丝进行牙齿矫治时，弓丝的设计和使用必须灵活，应尽量避免盲目地用镍钛成品弓丝全面排齐牙列。对有严重牙周病损不需移动的患牙可不粘托槽，通过在细不锈钢弓丝上制作水平曲等方法控制病患牙的位置。对于不需要移动的支抗牙，例如仅需前牙排齐而不需改变后牙区咬合关系者，可将后牙区弓丝的形态沿着后牙区牙弓形态的唇颊面进行弯曲调整，即随形弓（图6-2-4），使其放入后牙托槽槽沟后不对其产生矫治力。同理，也可通过将后牙托槽槽沟粘成一条直线以避免弓丝放入后对后牙产生矫治力。

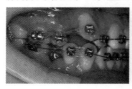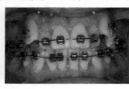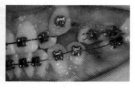

图6-2-4　上颌前后牙段均为随行弓，对牙齿不产生主动的正畸力

七、正畸治疗中牙龈炎的处理

一些异物反应敏感的年轻患者、治疗前有龈下结石而未做牙周洁治的患者、治疗中不注意口腔卫生的患者、带环脱落下沉未及时复诊的患者等，在正畸矫治中常出现牙龈炎。其严重程度、临床表现形式和症状各不相同。严重者可见龈缘增生红肿，有的甚至覆盖至托槽或引起感染等（图6-2-5）。常用的治疗措施有以下三个方面：

（1）控制炎症：可先进行口腔卫生教育。

（2）暂时拆除正畸矫治器：可暂取下弓丝（严重者同时去除托槽），停止加力，并做牙周洁治。

（3）龈切术：请牙周科医师会诊，进行牙周洁治，若炎症消除后仍有牙龈增生者应做牙龈切除术，术后1~4周再重新加力进行矫治。

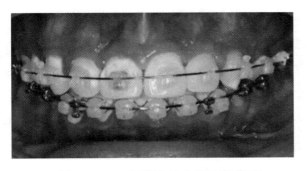

图 6-2-5　正畸治疗中的牙龈炎症

八、引导牙周组织再生术

牙周病的主要损害是牙周支持组织的丧失，因此引导牙周组织再生是治疗牙周病的一个主要方法（图 6-2-6）。引导牙周组织再生手术的发展为牙周缺损区的正畸牙移动提供了可能性。比如，牙周治疗中利用滤过膜技术防止上皮细胞及结缔组织在清洁的牙根表面附着，用釉基质蛋白促进牙周膜纤维增生等技术，均可使牙周膜得到恢复，从而使正畸牙移动有了牙周组织基础。对于某些部位的牙周袋，在彻底的根面平整、炎症控制基础上，可通过正畸的方法压低牙齿，从而形成窄而深的牙周袋，再通过引导性牙周组织再生术增加牙周附着，从而彻底修复牙周状况。

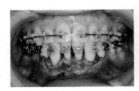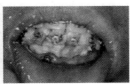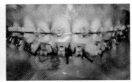

图 6-2-6　引导牙周组织再生术

九、牙槽骨吸收累及根分叉的磨牙竖直

正畸牙移动无法促进根分叉处已破坏的牙槽骨再生。相

反，正畸治疗在进行磨牙竖直时，磨牙伸长、移动会加重根分叉病变，对于牙周病证未控制的患者这种现象更为明显。临床中有时为了治疗的需要可以将下颌磨牙劈成近远中两半进行保留或移动（图6-2-7），但实际操作时技术要求更高。所以，竖直有根分叉病变的磨牙是较为困难的，需要在整个治疗过程中有良好的牙周健康控制。

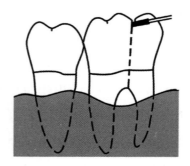

图 6-2-7　分根术示意图

十、无托槽隐形矫治

无托槽隐形矫治技术（图6-2-8）作为一种新型的可摘矫治技术，在牙周病患者的正畸治疗方面有其特有的优势：

（1）隐形——牙周病患者中成年人占比较高，无托槽隐形矫治器的美观性较固定矫治器更好。

（2）可摘——牙周病患者口腔卫生维护困难，尤其粘结固定矫治器后使得口腔卫生维护更加困难，无托槽隐形矫治器的可摘性更有利于牙周病患者正畸治疗期间的菌斑控制及牙周维护。

（3）安全——牙周病患者牙齿移动风险大，无托槽隐形矫治技术可通过计算机模拟牙齿移动，精确控制每一颗牙齿三维方向的移动度，有利于治疗安全。

（4）保护——牙周病患者的牙齿松动度大，无托槽隐形矫治器具有牙周夹板的作用。

（5）轻力——相同载荷条件下，采用无托槽隐形矫治器比传统固定矫治器产生的应力绝对值小。牙根及牙周组织受到的最大压应力及最大拉应力也小。

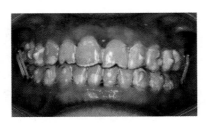

图 6-2-8　无托槽隐形矫治技术

第三节　牙周病患者正畸治疗后保持

牙周病患者正畸治疗后的保持与一般正畸治疗不同，牙周病患者正畸治疗后多需长期保持且不允许期间有过多的牙齿移动。保持器在进食过程中也必须佩戴，且饭后需清洗再戴入，否则咀嚼过程中将产生不利的牙齿移位，饭后重新戴入保持器会造成牙齿往复运动，不利于牙周组织健康。对于牙周病患者，正畸治疗结束后不宜采用正位器对牙列做最后的精细调整。正畸治疗后的保持装置常设计为个体化的夹板式保持器、舌侧丝固定保持器（图

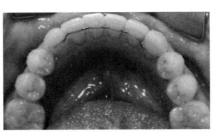

图 6-3-1　舌侧丝保持器

6-3-1）等。对多颗下前牙严重牙周病损的患者，在正畸治疗结束后应磨除部分牙冠，改善冠根比，减小牙根受力。也可采用尼龙丝连续结扎树脂粘结固定法，使咬合力由多颗牙齿共同分担，同时也较为美观。

第七章　颞下颌关节紊乱病患者的正畸方案设计与治疗

颞下颌关节紊乱病 (后文简称其英文缩写 TMD) 是口颌系统多发病，发病率约为 20% ~ 40%。多见于青壮年时期，女性明显多于男性。牙殆畸形并不是 TMD 的唯一致病因素，但与儿童相比，由于成年人代偿能力的下降、精神及环境压力更大、对异常因素更为敏感，特别是成年女性，表现出的自觉症状及心理症状也更为严重和突出。因此，了解成人正畸中有关 TMD 的矫治适应证、诊治原则、常用方法和注意问题十分重要。

按照现代殆学的观点，TMD 主要是以咀嚼肌、颞下颌关节、咬合三者的生理失调及病理改变为诱因的综合征。可由全身系统性疾病、精神心理因素、局部神经肌肉因素、关节因素、咬合因素以及创伤、长期不良姿势等引起，病因至今未完全阐明。目前，临床治疗也多以保守疗法为主。治疗措施主要包括调整肌功能、颞下颌关节，以及殆的综合处置。而正畸治疗作为辅助治疗该病的重要手段之一，目的是通过矫治颌骨关系、排齐牙列、去除咬合运动干扰及早接触，建立适当的前牙引导。因此，正畸治疗仅是一种通过矫治错𬌗，从而去除或排除错𬌗致病因素的辅助治疗。由于𬌗因素不是TMD 的唯一致病因素，只有产生𬌗干扰，导致咀嚼肌功能失衡的错𬌗才是 TMD 的致病因素。因此，只有充分理解咬合、咀嚼肌、颞下颌关节三者间的生理性功能平衡关系，对患者的 TMD 症状和体征进行全面、细致的检查、评估，认识到正畸矫治在 TMD 治疗手段中的非特异性，才能对患者进行正确的诊断和治疗，并正确评价和向患者解释正畸治疗的效果。

一、适应证

并不是所有患有 TMD 的成人牙𬌗畸形患者都适于正畸治疗或通过正畸而改善。目前，正畸治疗主要适用于以下患者：

（1）有明显致病性𬌗因素，如明显 CR-MI 不调、后牙锁𬌗、严重深覆𬌗、异常磨耗，以及牙缺失后对颌牙伸长、邻牙倾斜等成人 TMD 患者。

（2）肌功能异常，如不良吞咽、长期偏侧咀嚼、口呼吸及面颌肌疾患导致颌位异常、运动异常、功能失调的成人错𬌗畸形患者。

（3）除了正处于急性退行性关节病变的患者外，其余阶段的 TMD 患者都可尝试通过正畸治疗来消除致病性𬌗因素，观察 TMD 症状和体征的转归。

（4）因颌骨发育畸形、颏突不对称发育、外伤、粘连等导致错𬌗及出现关节损伤，并影响颜面形态对称美观的颌骨及关节病问题，则需通过正畸 – 正颌联合治疗做全面的处置。

二、诊断及治疗原则

成人正畸患者中，表现出 TMD 的常见典型症状有三种：
①疼痛（关节、咀嚼肌及肌筋膜区疼痛及触压痛）；

②下颌运动异常（张口受限、绞锁、开闭口运动偏斜、摆动）；

③关节杂音及弹响。此外，也可伴有失眠、眼症、耳症等。
临床上根据病史、症状、动态检查、咬合关系的殆架转移及
分析、并结合 X 线片（许勒位、体层摄影）及 CBCT、超声多
普勒、核磁共振等辅助检查，诊断一般不难。

由于殆因素是公认的主要致病因素之一，因此，正畸治
疗的目的是消除可能导致上述症状的病因，即消除殆的异常，
从而改善、缓解和消除 TMD 的症状及体征。对于成人 TMD
患者，常规正畸治疗的四原则如下：

1. 无痛原则

常规正畸治疗前一定要先明确患者关节区疼痛症状或体
征的来源，尽量消除患者的疼痛症状及体征。关节区自发疼
痛（症状）或咀嚼肌扪诊疼痛（体征）可能来自于咀嚼肌疼痛、
关节囊内病变或其他因素导致的疼痛。正畸治疗前必须要通
过诊断性松弛殆板治疗，并配合正确的临床检查手法来明确
患者疼痛的来源，进而通过恰当的保守治疗尽量消除患者的
疼痛。如果在正畸治疗过程中，患者又重新出现疼痛，应暂
时停止加力或牵引，重复前述步骤消除患者疼痛后方可重新
开始治疗。无痛原则应贯穿患者的整个治疗过程并严格遵守。

2.CR 位建殆原则

在详细分析各种检查结果，特别是殆架分析结果的基础

上，通过制订正确的综合性治疗计划，去除 CR 位𬌗干扰，建立稳定、均匀的CR位咬合接触关系，恢复CR-MI协调一致。

3. 前牙引导原则

适当的前牙引导，包括前伸引导和侧向引导，对恢复或建立协调的咀嚼肌功能及颞下颌关节的长期健康、稳定至关重要。因此，要将建立正确的前牙引导与恢复前牙的美观相结合。在排齐前牙时，一定要结合患者的唇齿关系、发音、下颌功能运动范围来定位患者上下前牙的最终位置及形态(包括前后向、垂直向位置、倾斜角度、上前牙舌侧及下前牙切缘形态)，必要时应结合调𬌗、修复等治疗来恢复适当的前牙引导及前牙美观。当治疗结束时，下颌在切牙的前伸引导下做前伸运动时，后牙无𬌗干扰；在工作侧尖牙或尖牙及切牙的侧向引导下做侧方运动时，非工作侧后牙无𬌗干扰(如尖牙牙根或牙周情况不好，工作侧后牙也可以参与侧方引导)。

4. 综合治疗原则

对于成人 TMD 患者，正畸治疗一般来说只能达到部分治疗目标。其余的部分则需要与关节、牙周、牙体牙髓、修复等专业医师密切配合方能使患者最后达到健康、稳定、美观的治疗效果。

三、正畸矫治程序

总体来说，应采取先对症、后治本，"逐步升级"的治疗模式。首先应采用可逆性治疗手段，即保守性的对症治疗(如心理安抚、理疗、咬合板等)来消除患者的关节疼痛、张口受限等症状，然后再采用不可逆的治疗手段(如调𬌗、正畸、修复、关节及正颌手术等)。

1. 急性期对症治疗

若患者表现有肌肉痉挛、张口受限、关节疼痛等急性发作期症状，应先做热敷、理疗、氯乙烷喷雾等对症治疗，消除或减轻患者的急性期关节症状。

2. 𬌗板治疗

也是一种可逆性治疗方法，正畸治疗中常用的有松弛𬌗板、稳定𬌗板及软弹性𬌗板。

（1）松弛𬌗板：戴于上颌，类似 Hawley 式保持器，仅前牙区形成𬌗平面板。平面板与下前牙呈均匀点状接触，后牙区离开约 2mm 间隙。其主要作用为使后牙脱离咬合接触，消除咀嚼肌的程序记忆效应，从而缓解肌肉的痉挛、疼痛，因此又称为前牙去程式化𬌗板。适于张口受限、关节区自发痛或咀嚼肌扪诊疼痛的患者。一般佩戴时间不宜超过 1 ～ 2 周，以防后牙伸长，加重𬌗干扰。

（2）稳定𬌗板：稳定𬌗板（图 7-1）必须经过精确手法定位患者 CR 位，并利用面弓转移颌位关系至半可调𬌗架上制作。可设计于上颌或下颌，覆盖全牙弓𬌗面。咬合板厚度在第二磨牙中央窝处约为 2mm，一般不超过息止𬌗间隙。咬合面应平滑，无尖窝嵌合。CR 位时应与对颌前牙切缘、后牙尖呈均匀点状接触 (根据患者牙齿的排列情况允许个别错位前牙或后牙与咬合面无接触)，以便于下颌调整位置。𬌗板的前部应形成适当的前牙引导斜面 (不超过 45°)，使患者在开始前伸运动时后牙立即脱离咬合，开始侧方运动时双侧后牙均立即脱离咬合。吃饭时可戴用，但不强求。稳定𬌗板的主要作用是：消除患者的咬合 – 肌功能失调，将患者的下颌稳定于 CR 位并有利于早期移位的关节盘能够复位，最终以稳定的 CR 位作为建𬌗的基础，制订详细的正畸或综合治疗计划，因此适用于绝大多数 TMD 患者。与松弛𬌗板不同，稳定𬌗板可长期佩戴，部分患者的 CR 位可能会因为关节囊内结构的重建或恢复而出现微小的变化（常见于髁突吸收、可复性盘前移位等患者），导致在𬌗板上出现小的局部干扰，这时就需要定期调磨𬌗板以适应患者的 CR 位。稳定𬌗板也被用于治疗完成后继续稳定患者下颌于 CR 位。

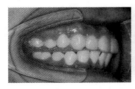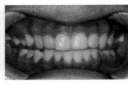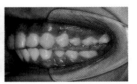

图 7-1　稳定性𬌗板

（3）软弹性𬌗板：多戴于上颌，类似目前的压膜式透明保持器（图 7-2）。用专门的软弹性材料在加硬模型上通过空气压缩机压制而成，可以缓冲咬合力，有益于紧咬牙、夜磨牙的牙体及牙周保护。

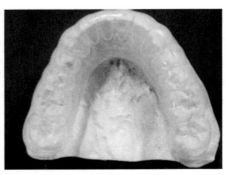

图 7-2　软弹性𬌗板

3. 正畸矫治

关于 TMD 成人患者的错𬌗矫治，其矫治器的选择、矫治程序和方法并无特殊，与成年人的常规治疗相同。正畸矫治中应注意或容易出现的问题有以下方面：

（1）矫治器：开始阶段可用活动矫治器附𬌗板治疗，待症状缓解后再用固定矫治器做全面调整。由于成人髁突生长已停滞，不宜再应用矫形力控制下颌生长及寄期望于关节的适应性改建。例如，对于成年人下颌不足的治疗，不宜再采用功能性矫治器前导的方法，因即使下颌前导暂时到位，也不可能在此位置稳定，可出现复发性下颌后移，最终形成双重咬合，这种不稳定的颌位极易引发及加重 TMD。

（2）出现𬌗干扰：在矫治中，正畸治疗因牙倾斜移动出现早接触及咬合干扰，造成牙周创伤、牙松动。这种矫治中的医源性𬌗因素异常如果是暂时性的，可暂停施力，观察不做处置，或通过正畸手段调整，如采用附加𬌗垫避开障碍；或仅对有明显磨耗不足、过度伸长的非功能牙尖，调磨缓冲去阻等方法去除𬌗干扰。

（3）后牙区错𬌗未矫治：成人矫治往往注重前牙美观而忽视后牙矫治。而磨牙错位、后牙反𬌗、锁𬌗（图 7-3）等病理性因素如果不尽早矫治去除，常常是导致颞下颌关节疾病发展及加重的病因。因此，矫治中常需优先处置后牙锁𬌗、磨牙伸长等，去除咬合运动干扰是治疗计划的首选方案。

（4）未建立适当的前牙引导：成人 TMD 患者的正畸治疗应特别注意检查下颌功能运动（前伸及侧方运动）过程中有无𬌗干扰。例如上切牙虽然排列整齐但并未建立良好的前伸引导（图 7-4），导致前伸运动时后牙早接触；或虽已恢复尖牙中性关系，但由于患者尖牙过度磨耗，导致侧向运动过程中缺乏良好的侧方引导，工作侧或非工作侧后牙仍存在殆干扰。未建立适当的前牙引导将导致患者的咀嚼肌在下颌功能运动过程中始终处于功能失调的状态，从而引起患者 TMD 症状和体征的持续存在并可能加重。因而应尽早通过矫治，并结合调磨及修复手段，恢复牙体正常形态和良好的前伸及侧向引导功能。

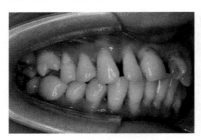
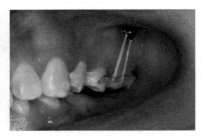

图 7-3　右上第二磨牙锁殆　　图 7-4　牙齿缺失导致的邻牙倾斜或者对颌牙伸长

（5）施力不当：不适当的颌间牵引力设计，不适当的牵引方向，如重力、Ⅲ类牵引等，可能导致关节受压，加剧疼痛。此外，局部牙施力不当，导致个别牙升高或倾斜，造成咬合干扰、殆创伤，可诱发关节疼痛等症状。但只要及时发现并改正，一般短期内可恢复正常。

4. 调殆治疗

成年错殆患者矫治前由于失牙、长期咬合适应性代偿，常出现重度牙磨耗、牙过长、髁位不正等。当正畸排齐牙列后可出现上下颌牙对殆不均匀，出现新的早接触及咬合干扰，从而加重 TMD 症状和病损。因此，调殆处置是成人 TMD 患者正畸后期治疗中应考虑的重要内容。

（1）治疗前提：调𬌗治疗前首先要确立目的：是否必须调𬌗；早接触是否对牙周造成创伤；咬合干扰是否可再通过正畸调整解决；调磨后是否能增进其功能和稳定。同时，调𬌗前一定要先与患者充分讨论，如果不能取得患者配合或患者有心理障碍者，不宜进行调𬌗治疗。

（2）调𬌗时机：多应选择在主动矫治完成后进行。不应在治疗中为方便牙移动而过早轻易改变牙的尖、窝、面形态。因为治疗中的咬合关系是暂时的，并不代表最后的颌位。此外，在肌功能异常时，咬合往往出现假象，肌肉症状消除，才能恢复咬合的真实状态。由于牙周组织具有弹性，因此部分存在早接触的牙位在初次调𬌗后又会由于牙周组织的反弹而导致再次出现早接触，此时就需要再次调𬌗。

（3）其他：异位牙的改形（如尖牙代替侧切牙的改形）、磨除影响下颌运动的上切牙舌侧过厚的边缘嵴、修圆刀刃样的牙尖、适当恢复已磨耗平的咬合面生理外形等，并最后打磨抛光。

5. 修复处置

对于失牙（图7-5）、过度磨耗、牙形态异常、先天性多数牙缺失等可能影响咬合稳定的错𬌗患者，应在正畸治疗前与修复科会诊，确立修复单位、间隙集中部位、调𬌗及咬合打开程度和要求，以便在正畸治疗结束后，尽快完成修复治疗，以利于建立适当的前牙引导。

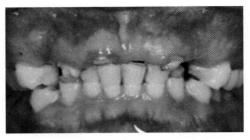

图 7-5　上前牙牙体缺损导致对颌牙伸长

6.手术治疗

对于因先天或后天原因导致的严重颅颌面发育畸形，因创伤、长期受力不均造成关节窝、关节盘、髁突结构破坏的关节病，如骨性下颌前突、骨性开𬌗、小下颌、偏颌等畸形以及关节盘病变穿孔、不可复盘移位、髁突骨质破坏、粘连等，仅通过保守治疗或单纯正畸掩饰治疗是很难达到满意疗效的，应结合关节盘或髁突手术，以及正颌外科手术治疗。此时的成人正畸作为术前术后的辅助治疗，主要是去除咬合干扰、去除牙代偿、协调上下牙弓形态，术前通过模型外科预制手术定位𬌗板，并在术后做精细的咬合调整。

7.心理辅导治疗

心理因素特别是语言刺激，常是促发加重 TMD 症状的重要诱因，临床上一些因耳颞区疼痛、张闭口异常（关节源性症状）转诊正畸治疗的患者开始并不主要关注错𬌗及畸形问题，且多有焦虑、烦躁，甚至偏激情绪，常有多处求医史。由于对该病的病因、损害、预后等认识不足，产生过分关注、担忧和多虑。患者对医师的言语解释、处置态度及方式十分在意。另一方面，对因正畸主诉而检查发现有 TMD 症状者，由于患者对医师的检查发现、暗示等十分敏感，故医师的语言表述一定要注意不加重患者的心理负担，更不能做出正畸就能治愈关节问题的承诺保证。鉴于个体素质、工作压力、情绪紧张、应激和生活事件等精神心理因素是 TMD 的重要诱因，因此，一开始在治疗中就注重观察、语言疏解、暗示诱导，同时辅以一些可逆性的对症安抚治疗，如理疗、𬌗板等（常可达到安慰剂效应）。临床上，这种减轻患者的思想压力，转移注意力的方法，有时可起到"事半功倍"之效。

第八章　埋伏牙的诊断与矫治设计

第一节　埋伏牙的概述

一、埋伏牙的概念及发病率

由于邻牙、骨或软组织的阻挡而只能部分萌出或完全不能萌出，且以后也不能萌出的牙称为阻生牙。严重阻生时牙齿埋伏于黏膜下或骨内称为埋伏牙。埋伏牙是临床上常见的错𬌗畸形之一，可发生于任何牙位，其中最常见的牙位有尖牙（图8-1-1，8-1-2）、上颌切牙（图8-1-3，8-1-4），其次可见于下颌第二磨牙、上颌前磨牙、下颌切牙。临床上正畸医师最常见的是埋伏上颌尖牙，本章也会主要以此为核心来讨论。但对埋伏尖牙的诊断和治疗方法，也适用于其他埋伏的牙位。

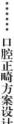

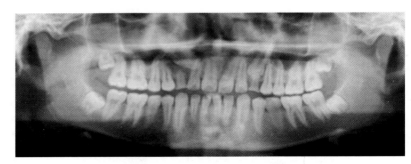

图 8-1-1　上颌尖牙埋伏阻生

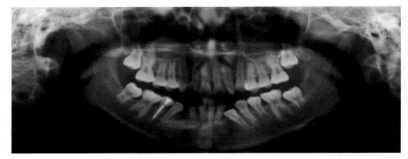

图 8-1-2　下颌尖牙埋伏阻生

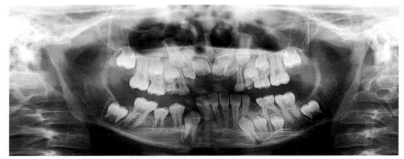

图 8-1-3　上颌切牙埋伏阻生

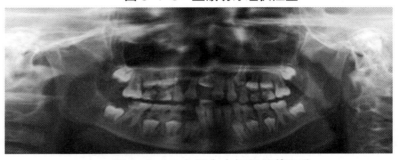

图 8-1-4　上颌右中切牙埋伏阻生

上颌尖牙埋伏阻生具有较高的发病率，可引起邻牙牙根吸收、错𬌗畸形、继发炎症、颌骨囊肿、压迫神经引起相应的神经症状等。尖牙埋伏对日后修复有很大影响，因为尖牙常作为修复的基牙。上颌尖牙胚出生时即开始分化，4 ~ 5个月时开始矿化，6 ~ 7 岁时矿化完成，11 ~ 13 岁开始萌出，是口内较晚萌出的牙齿。其萌出路径较长，通常由于拥挤等原因造成阻生。Cooke 等研究认为，上颌尖牙阻生的发病率为 1% ~ 2.5%，其中 75% 为腭侧阻生，25% 为唇侧阻生。上颌腭侧尖牙阻生可单侧发生，也可双侧发生，女性较男性发病率高，常有家族史。

二、埋伏牙的病因

造成尖牙埋伏的原因包括局部因素和全身因素，其中遗传因素占主导地位。

局部因素主要为萌出间隙不足、乳牙滞留以及乳牙慢性病变等（图 8-1-5）。另外，上颌前部多生牙、牙瘤、恒牙胚受伤、牙胚位置异常、牙根粘连、牙根发育畸形、颌骨囊肿、牙龈纤维性增生肥大等也可影响恒牙正常萌出。在各种局部因素中，目前认为上颌侧切牙是影响尖牙萌出的一个重要因素。侧切牙的缺失、根的大小、根形成的时间都可影响尖牙的萌出。Broadbent 等建议早期矫治唇向、远中倾斜的侧切牙来防治尖牙阻生及对侧切牙牙根的压迫。

全身因素包括内分泌紊乱、纤维性疾病、放射性损伤、各种综合征及遗传等。最常见的综合征是颅骨－锁骨发育不全综合征，这类患者除颅骨及锁骨发育异常外，口腔内可见大量滞留乳牙、畸形牙、多生牙及阻生牙，多表现为前牙或全牙弓的反𬌗。

埋伏牙的病因可以是单纯的局部因素或者全身多因素影响的结果，临床上应结合患者牙𬌗的畸形情况、家族背景等因素进行综合诊断。

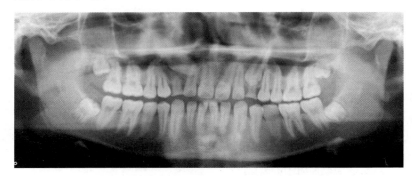

图 8-1-5　右上尖牙近中阻生导致右上侧切牙和第一前磨牙牙根吸收

第二节　埋伏牙的诊断

治疗前对埋伏牙的准确定位，有利于准确诊断和选择相对完善的治疗方案。埋伏牙的诊断基于临床检查和影像学检查两部分。

一、临床检查

临床检查埋伏牙区域可见正常牙位恒牙缺失，可伴有乳牙滞留、多生牙、邻牙倾斜、间隙不足等，表浅的埋伏牙可见局部黏膜隆起。埋伏阻生牙一般在其迟迟未萌后才被患者及其家属注意，从而错过了早期矫治时机。因此，在临床检查中若发现超过正常萌出时间而未萌出的牙齿或牙槽嵴较窄时应考虑该区域牙齿是否有阻生可能，以便尽早治疗（图 8-2-1）。

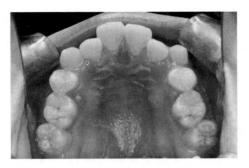

图 8-2-1 临床检查未见双侧第二前磨牙

二、影像学检查

1. 根尖片

根尖片为最常用的初步定位埋伏牙的方法，在显示埋伏牙牙根数目时，精确性较高。Clark 等最先提出通过改变球管位置来初步确定埋伏牙位置，移动球管后若埋伏阻生牙与光源移动方向一致则说明埋伏牙位于标记牙的腭侧，反之，埋伏牙则位于标记牙唇侧。根尖片定位法具有简单、辐射剂量低、适用性广等优点，但其局限性在于往往需要拍摄多张根尖片，且受牙片尺寸大小的限制，不能完整地显示埋伏牙与周围组织的关系。

2. 横断咬合片

横断咬合片投射时射线与牙长轴近乎平行，能观察埋伏牙唇颊舌腭侧的关系。特别是在下颌，横断咬合片反映唇舌向关系更为准确。

3. 全景曲面断层片

能提供包括上颌骨、下颌骨、牙槽突、牙弓和鼻腔的影像，是发现阻生牙的最基本手段。如果存在阻生牙，曲断片会显示：牙齿位置的深浅、水平或近远中向倾斜、与邻牙的关系、是否易位、邻牙是否存在牙根吸收等。全景曲面断层片有一些局限，一些结构的变形和重叠使得定位阻生牙不够准确，也不能够真实反映尖牙的倾斜。

4. 头颅侧位片

可以显示阻生中切牙的矢状向和垂直向位置，以及尖牙与鼻腔的矢状向和垂直向关系。但是左右两侧的重叠限制了它的可靠性。

5.CBCT 及三维重建技术

CBCT 可以实现对埋伏牙的精确定位，并且能够准确直观地显示出埋伏牙与邻近组织的关系，是目前埋伏阻生牙最主要可靠的定位方法。CBCT 三维重建图像能清楚地显示埋伏牙的牙体形态、唇腭向位置以及与邻牙的三维关系，正确指导手术开窗牵引的入路及固定牵引装置的位置。

三、埋伏牙自身健康状况的评估

埋伏牙由于病因多样，并不是每一颗埋伏牙都是一颗发育完全的健康牙。临床上常见到的埋伏牙可能存在短根、弯根及根骨粘连等情况，直接影响治疗方案的制订及治疗结果的不确定性。

第三节　埋伏牙治疗的主要方案

埋伏牙早期诊断和治疗非常重要，有利于降低埋伏牙并发症的发生率，降低治疗难度，缩短治疗时间。埋伏牙的矫治属于正畸治疗中的难点，矫治设计独具特点。埋伏牙的治疗方法包括拔除、助萌矫治法、导萌治疗、自体牙移植及不处理等，某种治疗方法可能只适用于某一阶段，也可能与其他治疗方法相互作用。

一、拔除

以下情况考虑拔除埋伏牙：①重度弯根牙，重度牙根吸收或内吸收；②埋伏牙伴随有感染等病理性改变；③阻生牙严重异位，如尖牙位于中切牙与侧切牙之间，正畸移动将损害邻牙，且患者不愿意导萌或自体牙再植；④根骨粘连，牙齿不能移动且患者不愿脱位后再次导萌或再植；⑤第一前磨牙在尖牙的位置，口腔内剩余牙齿可以达到良好的咬合关系，其余无影响，患者自愿拔除（图8-3-1）。

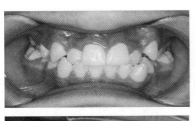
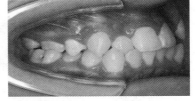
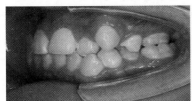
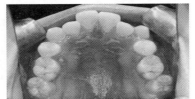
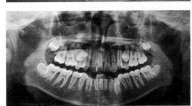

图 8-3-1　拔除阻生的上颌第二前磨牙进行治疗

二、助萌矫治法

助萌矫治即利用正畸或者外科手段去除周围阻挡组织，为牙齿提供足够的萌出空间，促使其自然萌出。当牙齿有萌出空间和萌出潜力且埋伏位置不深时，可以考虑助萌矫治法。埋伏牙萌出潜力的正确判断是助萌成功的关键，主要根据牙根发育情况、根尖孔是否闭合、年龄等判断，根尖呈喇叭口状、牙根长度小于最终牙根长度的 3/4 时，通常尚有萌出潜力。

早期助萌矫治包括拔除乳牙、多生牙和去除软组织障碍等。①拔除乳牙或多生牙，去除埋伏牙的阻萌因素：在 10 ～ 13 岁拔除乳尖牙，80% 的腭侧埋伏尖牙能自动萌出；②横切导萌法：阻力仅限于黏膜、骨膜，可行切口消除软组织阻力，观察埋伏牙自行萌出。若埋伏牙间隙不足，必须首先正畸扩展并保持足够的间隙。

三、正畸 – 外科联合导萌

正畸 – 外科联合导萌是正畸医师临床最常用的处理埋伏牙的治疗方法，多数埋伏尖牙可通过正畸 – 外科联合导萌达到正常位置。术前首先准备好牵引装置，必要时扩展间隙，提供足够的萌出道。

1. 外科暴露方式

（1）环切导萌术：适用于较浅的黏膜、骨膜下的埋伏牙，直接将埋伏牙表面覆盖的牙龈黏膜切除，粘结矫治附件，然后进行开放性牵引，该方法具有操作简单、手术创伤小、牵引附件脱落后可再次粘结等优点，但患者容易感觉不适，容易发生感染，远期观察牵引治疗后常出现牙周组织附着不足等缺点。

（2）闭合萌出技术：广泛适用于唇侧位置深或位于腭侧的埋伏阻生牙，在牙槽嵴顶处作弧形或梯形切口，翻开黏骨膜瓣，去骨及部分牙囊壁，暴露埋伏牙牙冠，严格止血后，粘结牵引附件后缝合，进行正畸牵引导萌。闭合萌出技术导萌快速，远期牙周附着情况良好（图8-3-2）。

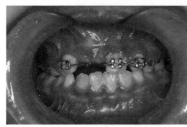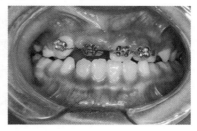

图 8-3-2　闭合萌出技术

2. 正畸牵引

（1）支抗的设计：导萌首先要保证足够的支抗，支抗不足常会产生牙齿牙弓不良移动，造成颌间关系的破坏。可以选用硬弓丝保持牙弓形态，利用推簧维持间隙或将后牙整体结扎、对颌牙支抗，还可以应用TPA、Nance弓等装置，必要时应用口外弓及微种植体来增强支抗（图8-3-3）。

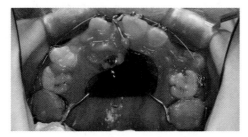

图 8-3-3　采用改良式 Nance 弓加强支抗

（2）矫治力的选择：

①作用点：附着体粘结位置应尽量靠近埋伏牙牙冠殆

方，尽可能促使埋伏牙从牙槽嵴的位置萌出，减少牙龈退缩风险和牙冠不良外形的发生。附着体的选择非常灵活，可以用普通托槽、舌侧扣、Begg 托槽等。

②力的方向：牵引方向根据埋伏牙与邻牙的关系及萌出轨道设计，避免损伤邻牙牙根，如腭侧近中倾斜阻生的上尖牙。一般情况下，最初的牵引方向并不一定是进入牙弓的方向，而是使阻生牙远离邻牙牙根的方向。

③力的大小：导萌力量要求为 60 g，不能超过 100 g，牵引装置多样，可以使用弹力线、链状皮圈、镍钛拉簧或软镍钛丝作为辅弓等对埋伏牙进行轻柔、持续地牵引（图 8-3-4，8-3-5）。

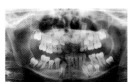
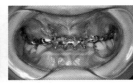
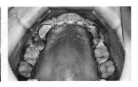

图 8-3-4 牵引装置及牵引过程

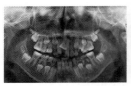
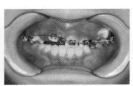
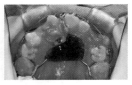

图 8-3-5 牵引装置及牵引过程

3. 导萌时长影响因素

正畸导萌治疗常出现的并发症为龈退缩和边缘骨丧失，研究认为与埋伏牙手术暴露的方式和正畸牵引的方向及力量密切相关。牵引过程中定期摄片，根据埋伏牙移动情况及时调整牵引力的大小、方向。多项研究显示上颌埋伏尖牙导萌时间的长短受多因素的影响，包括患者年龄、牙体长轴与殆平面的角度、牙尖至殆平面的距离及牙尖的近远中向位置等。其中，患者的年龄对导萌时长的影响最大。评估治疗难度指数及预后，有利于指导选择最佳的矫治方案。

4. 复杂情况

埋伏尖牙移动过程中还可能遇到固着性粘连的情况，可采用脱位处理，但牵引过程反复粘连可能导致牵引失败的情况。对于严重异位病例，可采取在互换后的位置导出埋伏牙，调磨牙齿的形状或修复治疗。多颗埋伏牙应首先正畸开展间隙或拔除滞留乳牙提供萌出间隙，等待个别埋伏牙自然萌出或部分萌出后，再结合正畸牵引其余埋伏牙，注意避开邻牙牙根。

四、自体牙移植

对于埋伏尖牙牙体形态结构正常，牙根尚未发育完全或根尖孔已闭合；横位、倒置阻生或多个牙同时埋伏阻生；导萌存在阻碍或牵引失败；受植区骨量充足且患者愿意接受移植手术的患者可采用自体牙移植。手术应严格按照手术原则进行操作，术中严格无菌操作，尽量减小手术创伤，尽可能缩短埋伏牙离体时间，保护牙周膜和牙乳头，移植后进行良好的固定和调殆，促进牙周膜重建，避免牙根吸收。

五、不处理

埋伏牙不影响牙齿排列、咬合功能、无并发症发生、与邻牙牙根有一定距离，且患者不愿意治疗时可考虑不处理埋伏牙。若后期有如囊肿病变、感染、颌骨疾病等并发症出现，再考虑拔除埋伏牙，告知患者应进行定期的影像学检查和临床观察。

第四节　埋伏牙矫治后的复发与保持

与所有矫治牙相同，埋伏牙牵引入牙弓之后也会复发，且复发的可能性较治疗过的同名牙更高。其原因可能与埋伏牙移动距离大，牙周改建需要更长时间有关。复发多沿着牵引的反方向缩入，相对于邻牙牙尖、切缘较短。活动保持器往往难以防治复发，粘结型的固定保持器是一种有效的方法。有学者推荐在固定矫治结束之前，做牙龈环切术，之后使用粘结型的固定保持器。

总之，埋伏牙的处理是一个需要多学科合作的复杂过程，在这一过程中，正畸医师应占主导地位，在综合分析所有检查结果的基础上，为患者制订合理的治疗方案；正畸医师应当熟悉外科手术方法，灵活设计牵引方式，从而综合分析、兼顾治疗中的各种因素。

下　篇
正畸临床中的策略与技巧

第九章　正畸治疗中深覆𬌗治疗策略

第一节　概述

一、定义

深覆𬌗是指在垂直方向上，上前牙盖过下前牙的距离过大。正常情况下，上前牙牙冠咬合于下前牙牙冠切 1/3 以内，或下前牙切缘咬合于上前牙舌侧切 1/3 以内。超过 1/3 以上者均称为深覆𬌗。

深覆𬌗的形成机制为上下牙弓及颌骨垂直方向上发育异常。主要由于牙列与颌骨高度发育不调，常表现为前牙区牙及牙槽高度发育过度或后牙区牙及牙槽高度发育不足，或二者均存在。

前牙深覆𬌗常是安氏Ⅱ类患者求治最关切的主诉要求。其中安氏Ⅱ类 1 分类错𬌗患者通常伴有深覆𬌗及深覆盖（图 9-1-1）；安氏Ⅱ类 2 分类错𬌗患者为内倾型深覆𬌗，从狭义角度通常将该类型称为深覆𬌗（图9-1-2）。本章节综合讨论安氏Ⅱ类各种类型深覆𬌗的治疗策略，不只局限于安氏Ⅱ类2分类深覆𬌗的矫治。

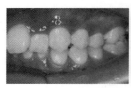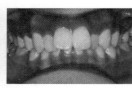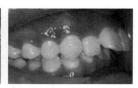

图9-1-1　安氏Ⅱ类1分类深覆𬌗

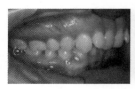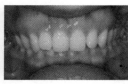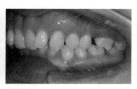

图9-1-2　安氏Ⅱ类2分类深覆𬌗

二、深覆𬌗的分度

根据覆𬌗程度的大小，将深覆𬌗分为三度：

Ⅰ度：上前牙牙冠覆盖下前牙冠长的1/3以上至1/2处，或下前牙咬合在上前牙舌侧切1/3以上到1/2处。

Ⅱ度：上前牙牙冠覆盖下前牙冠长的1/2以上至2/3处，或下前牙咬合在上前牙舌侧切1/2以上到2/3处（或舌隆突处）。

Ⅲ度：上前牙牙冠覆盖下前牙冠长的2/3以上，甚至咬在下前牙唇侧牙龈组织处，或下前牙咬合在上前牙腭侧牙龈组织或硬腭黏膜上。

三、深覆𬌗面型特征

1. 安氏Ⅱ类1分类深覆𬌗

前牙深覆盖常伴有前牙深覆𬌗。由于上颌、上牙及上唇前突或相对前突，安氏Ⅱ类1分类伴深覆𬌗患者多为突面型。面下1/3短，除单纯牙性畸形外，多数该类患者表现为下颌后缩、后旋。由于下颌发育不足、位置靠后，安氏Ⅱ类1分类错𬌗患者多表现为无颏部或颏部不明显，唇张力不足，上下唇在自然状态下往往不能自主闭合，常使上切牙缺乏控制并随之唇倾，严重者伴有露龈笑（图9-1-3）。而前伸下颌后，侧面型大多有所改善。

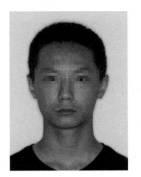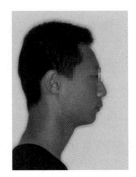

图9-1-3　安氏Ⅱ类1分类深覆𬌗面型特征

2. 安氏Ⅱ类2分类深覆𬌗

安氏Ⅱ类2分类错𬌗畸形患者有较好的侧面曲线，颌骨一般发育良好，鼻翼往外升高，骨颏及软组织颏部多发育良好，从而部分代偿了下颌发育不足及位置异常。下颌角区丰满，咬肌较发达，一般呈短方面型。该类患者要求矫治的原因往往是前牙不整齐，因而在竖直上牙轴时应特别小心，不要轻易改变患者的口唇形貌。除单纯牙性畸形外，多数该类患者均表现为下颌后缩，面下1/3不足，口裂位置多居于面下1/2处（不是正常的上中1/3交界处）。上唇肌张力常不足，一般而言，安氏Ⅱ类2分类患者的上颌较少前突，故上下唇多能自然闭合，鼻唇角多≥90°，但上唇长度不足的患者可表现

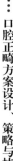
为弧形唇上唇向下闭合较困难，并出现开唇露齿（图 9-1-4）。

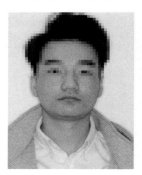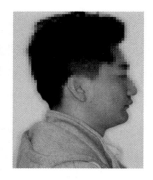

图 9-1-4　安氏 II 类 2 分类深覆𬌗面型特征

第二节　深覆𬌗的危害

1. 深覆𬌗常限制下颌发育，尤其是闭锁性深覆𬌗，更易造成下颌后缩。

2. 咬合创伤，严重者可能暴露牙本质。

3. 严重的深覆𬌗可能出现咬伤牙龈情况。

4. 由于深覆𬌗造成的下颌后缩，可使髁突位置后移，容易引起关节弹响绞锁，造成颞下颌关节紊乱。

5. 深覆𬌗容易引起露龈笑，下颌后缩的患者也常常对面部美观感到不满意。

第三节　深覆𬌗的治疗原则

安氏 II 类错𬌗存在异常生长发育的趋势，因此，改变颌骨的生长发育的方向和改变下颌颌位，即由 II 类颌骨关系变为Ⅰ类颌骨关系是矫治成功的关键。基于上述考虑，对正处在生长发育阶段的安氏Ⅱ类错𬌗进行早期矫治是必要的。研究显示在生长发育阶段，改变下颌的生长发育的量、方向位置是可行的，也是非常重要的。尤其是对一些伴有牙弓长度明显不足或者有明显下颌后缩者，应进行早期矫治。另外，在混合牙列期，牙齿垂直方向的控制也较易成功，纠正前牙的深覆𬌗效果也比较理想。Ⅱ类错𬌗应在混合牙期进行矫治，以期获得最好的效果。在恒牙早期矫治尚可获得满意效果，而成年人疗效往往不佳。

第四节 深覆𬌗的早期矫治

一、破除不良习惯

口腔不良习惯是造成牙、颌、面畸形的病因之一，如吮指、吮颊、咬下唇、不良吞咽等。该类型深覆𬌗患者应做早期阻断性矫治。

二、运用咬合平面导板

去除咬合运动干扰，恢复正常的颌位，抑制前牙过长，促进后牙继续生长，有利于上下牙弓长度协调，纠正上下颌骨及牙弓关系。

三、牙性深覆𬌗的治疗

牙性深覆𬌗的治疗原则是纠正上切牙牙轴，抑制上下切

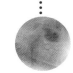

牙的生长，促进后牙及后牙槽的生长。

对于上前牙牙长轴内倾的患者，可在内倾的上前牙舌侧设计双曲舌簧（图9-4-1），舌簧上附平面导板。在矫治上切牙内倾的同时，去除闭锁，让下颌及下切牙向唇侧调整。

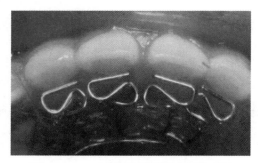

图9-4-1　双曲舌簧附加平面导板

四、骨性深覆𬌗的治疗

骨性深覆𬌗的治疗原则为首先应矫治内倾的上前牙，改善深覆𬌗，刺激后牙及后牙槽的生长，抑制前牙及前牙槽的生长，促进颌面部正常发育。

可利用前牙平面导板及舌簧的可摘矫治器进行矫治（平面导板将在后文详细介绍）。如利用固定矫治器应先粘结上颌托槽以矫治内倾的上切牙长轴，解除闭锁𬌗。例如采用"2×4"矫治的病例（图9-4-2），可以使用细圆钢丝弯制垂直开大曲唇向移动上切牙，同时在颊面管近中弯制后倾曲，压低上切牙。如果覆𬌗较深，可同时在上切牙舌侧做一小平面导板（图9-4-3），使后牙伸长，下颌自行向前调整。待上切牙矫治完毕后，再粘结下颌托槽，以排齐整平下牙列。如磨牙为远中关系时，可进行Ⅱ类颌间牵引。如后牙萌出高度不足，临床常用上颌平面导板可摘矫治器，可使后牙继续萌出,必要时可在双侧后牙做垂直牵引以刺激后牙及牙槽生长。

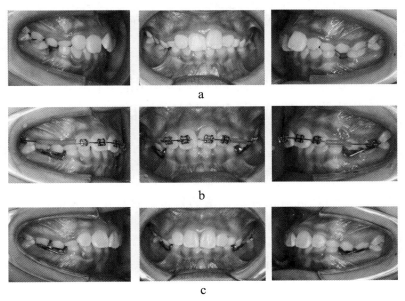

a

b

c

图9-4-2 利用"2×4"技术调整上切牙长轴,改善上前牙拥挤
（a.矫治前,上前牙拥挤,上切牙唇倾度异常;b.利用"2×4"技术进行矫治;c.矫治结束,上前牙区拥挤解除,上切牙唇倾度改善）

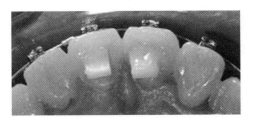

图9-4-3 上切牙舌侧小平面导板

下颌后缩的治疗:安氏Ⅱ类深覆𬌗通常存在下颌后缩,尤其是闭锁性深覆𬌗,由于舌倾的上切牙对下颌的限制作用,下颌一般发育受限,表现为下颌后缩。对于生长发育期的儿童,可以考虑使用功能性矫治器将后缩的下颌前移以改善面型。功能性矫治器在前移下颌时,反作用力会造成上颌的顺时针旋转,从而加重深覆𬌗患者相应症状。因此在选择功能性矫治器时，更倾向于使用有口外力控制的功能性矫治器，如口外弓配合 Activator 或口外弓配合 Twin-block 矫治器。

第五节　生长发育高峰期后青少年及成人深覆𬌗治疗策略

对于生长发育后期或已成年的患者，其生长发育基本停止，治疗时仅能矫治牙及牙槽的异常，且矫治力应更轻、更柔和，以利于牙周组织的改建。

一、打开咬合的方法策略

恒牙期安氏Ⅱ类1分类患者深覆盖绝大多数伴有深覆𬌗，而打开咬合、减小深覆盖是矫治深覆盖的关键，也是前提；对于安氏Ⅱ类2分类内倾型深覆𬌗，打开咬合，恢复上切牙唇倾度，是后续治疗的基础和必备步骤。因此，掌握打开咬合的方法是解除深覆𬌗，治疗该类病例的先决条件。常见思路有：

①直立或升高后牙；

②压低前牙；

③唇倾下切牙。

以上述一种或几种方式相结合的牙齿移动来实现打开咬合。对于较严重的深覆𬌗病例，临床上必须根据具体病例的病因及症状表现选择相应的打开咬合方法。

下文详述几种临床常见的打开咬合方法。

（1）上颌平面导板（图9-5-1）：主要作用是升高后牙，

压低前牙。不适用于高角深覆𬌗病例，适用于后牙牙槽高度过低引起的深覆𬌗，即水平向骨型低角病例。可以与固定矫治器一起使用，先在上颌安装方丝弓或直丝弓固定矫治器，牙列基本排齐后，上颌戴平面导板，前牙区放置邻间钩，下前牙与平面导板尽可能地均匀接触，防止造成𬌗创伤，上下后牙分离约 3 ~ 4mm，大于息止𬌗间隙。其机制在于肌张力增大，促进后牙与周围牙槽组织的垂直向生长，增加后牙高度，由于平面导板的作用，咬合力使下前牙生长受抑制，甚至压低，前牙深覆𬌗得到矫治。如不能适应的患者，可将平面导板高度降低，使上下后牙分离约 1 ~ 2mm，戴用进餐，大约持续 2 ~ 3 个月，后牙有了咬合接触之后，再逐渐加高导板。

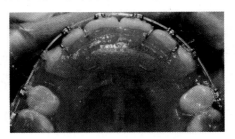

图 9-5-1　上颌平面导板

（2）摇椅形弓丝（图 9-5-2）：摇椅形弓丝的弯制是上颌弓丝从尖牙托槽远中弯制与 Spee 曲线一致的弯曲度，下颌弓丝从尖牙托槽远中弯制与 Spee 曲线相反的弯曲度，因其形态似"摇椅"而得名。实际上是简化了的"后牙区连续第二序列后倾曲"，在任何弓丝上均可弯制。其应用非常广泛，主要作用是使后牙升高，前牙压低（但前牙压低的部分移动方式为冠唇向倾斜移动）。适用于垂直向为正常骨型特别是水平骨型及前牙舌向倾斜型深覆𬌗。在方丝上弯制摇椅形弓丝，前牙区会产生冠唇向转矩，临床上应根据需要去除甚至制冠舌向转矩进行抵消。

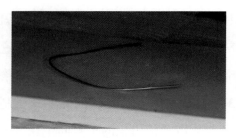

图 9-5-2　摇椅形弓丝示例

（3）第二磨牙安置带环：可以使牙列充分整平，打开咬合，但是高角病例慎用，特别是防止上颌第二磨牙的伸长导致下颌顺时针旋转，使高角病例面型恶化。

（4）多用途弓（图 9-5-3）：主要是以压低切牙达到整平牙弓的目的，更适用于垂直向生长型的高角骨性深覆𬌗病例。它是将弓丝从第一磨牙近中到侧切牙远中弯制一个向上方的台阶，以避免𬌗力引起弓丝变形，弓丝末端需弯制后倾弯。多用途弓常用 0.016 英寸 ×0.022 英寸的不锈钢方丝弯制，通常在切牙区弯制冠舌向转矩防止前牙唇倾，同时压低切牙力量要轻，以避免牙根吸收。

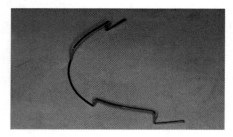

图 9-5-3　多用途弓示例

（5）片段弓（图 9-5-4）：主要是以压低切牙达到整平牙弓的目的，利用稳定的后牙段控制前牙段，用压低辅弓实现对前牙的压低。该方法同样适用于高角深覆𬌗病例，比多用途弓对后牙区的控制要好，前牙压低与后牙升高比值为4∶1。使用片段弓技术时，后牙段排齐后用尽可能粗的方丝，两侧第一磨牙间要使用横腭杆及舌弓，以加强后牙支抗。压低辅弓常用0.018英寸×0.025英寸的不锈钢方丝弯制，末端插入第一磨牙辅弓颊面管内，当将压低辅弓与前牙片段弓结扎时，对前牙施加大约每个牙齿15g的压低力。

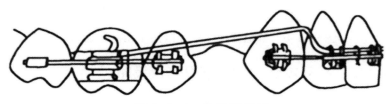

图9-5-4　片段弓示例

（6）J钩头帽：适用于因上前牙伸长和上颌前部牙槽骨生长过度导致的前牙深覆𬌗，利用口外力J钩高位牵引，牵引方向向后向上，使上前牙和上颌前部齿槽骨内收并压低，可以矫治前牙较为严重的深覆𬌗，改善露龈笑，但需要患者具有很高的配合度。

（7）种植钉：类似J钩的作用，但不依赖患者过多配合，适用于成人较严重的前牙过长和上颌前部牙槽骨生长过度导致的前牙深覆𬌗情况。种植钉的位置尽量植入在远离𬌗向的附着龈上，产生压低前牙的垂直向分力（图9-5-5），边压低边内收前牙或者植入前牙区（图9-5-6），起到直接压低前牙的作用。

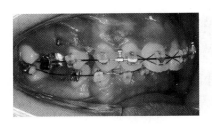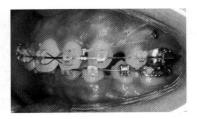

图 9-5-5　种植体用于压低内收上前牙

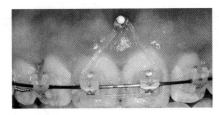

图 9-5-6　种植体植入前牙区用于压低上切牙

二、打开咬合后的治疗思路及策略

在安氏Ⅱ类1分类患者通过打开咬合减小覆殆后，以及安氏Ⅱ类2分类患者通过打开咬合，解除闭锁深覆殆，变为安氏Ⅱ类1分类病例后，应当根据咬合变化、牙列拥挤情况、面型突度及缺牙情况综合考虑，制订下一步治疗计划。

1. 非拔牙矫治

对于拥挤度和面部突度均不大的患者，磨牙关系为轻度尖对尖的患者，可以考虑用安氏Ⅱ类牵引，减小前牙覆盖。注意每天更换新的皮圈。必要时让患者配合翼外肌训练，可增强其牵引效果。少部分患者下颌有自动向前下方移位的情况，这对于纠正安氏Ⅱ类关系非常有利。

对安氏Ⅱ类2分类青少年病例，拔牙需特别谨慎（一般倾向于不拔牙治疗）。大多数此类患者，面型一般可接受或较好，唇部并不显前突，同时，此类病例大多为低角病例。

恒牙早期的下颌骨，特别是后牙牙槽骨有一定的生长潜力，一旦牙的闭锁咬合被解除，采用安氏Ⅱ类牵引前移下颌，除了能压低切牙及伸长磨牙外，下颌前移有利于前牙覆𬌗减小，也利于磨牙关系的改善。同时，面下高不足能够很快得到改善，故应谨慎拔牙。

2. 拔牙矫治

是否伴有上前牙拥挤、下切牙先天缺失以及年龄因素直接关系到是否拔牙矫治。在生长发育高峰期前或者期间进行矫治，非拔牙矫治是首选的方案。借助生长发育，下颌的颌位较容易改变，同时牙齿在垂直方向上的问题也易于解决。对于生长发育期已完成的患者，特别是年龄较大的成年人，合并上下前牙严重拥挤，或下切牙先天缺失，以及下颌位置和咬合面因长期磨耗而代偿者，应考虑采取拔牙矫治的思路。减数一般在咬合打开，深覆𬌗基本解除后（上下牙列重度拥挤者，可以考虑先拔牙解除拥挤）确定。此时，决定是否减数、如何减数应结合上下颌矢状向之间的差异、下颌平面角、牙齿的轴倾度、面部突度等因素综合考虑，根据不同情况采取不同的拔牙方式。

保持后牙的远中关系（须达到完全的远中关系）：上颌采取拔除两个第一前磨牙。尽可能不实施Ⅱ类颌间牵引，下颌不拔牙，仅上颌拔除第一前磨牙。利用拔牙间隙，解除前牙的拥挤。

下颌合并有较明显的拥挤，一般应采用以下拔牙术式：①拔除四颗第一前磨牙；②拔除上颌两颗第一前磨牙和下颌两颗第二前磨牙；③拔除上颌两颗第一前磨牙和下颌一颗切牙。以上三种拔牙术式可任意选择。采用上述拔牙方式者应注意在矫治过程中，上下切牙常需要进行较好的转矩控制。待拔牙间隙关闭之后，Ⅱ类颌间牵引往往是必要的。不过，如果在拔牙之后，利用拔牙间隙，使磨牙关系得到了调整，在此种情况下，安氏Ⅱ类牵引可以免除。

下颌先天性缺牙：下颌缺失两个切牙或缺失一个切牙。矫治中首选在上颌代偿性拔除双侧第一前磨牙（适用于下颌缺少两个切牙的情况），之后关闭间隙，不需后期修复。待上下前牙排齐之后，再行Ⅱ类颌间牵引。对下颌后缩明显，发育欠佳的患者，可在上下切牙恢复正常唇倾度后，开展出下颌缺牙的空隙，行后期修复缺失牙。此种方案虽需要行修复治疗，但侧貌改观明显，也是一种合理的矫治设计。

3. 正畸－正颌联合治疗

成人患者下颌明显后缩，前部齿槽过突，上切牙轴直立，上颌骨性前突，减数效果不理想，特别严重的骨性深覆𬌗患者打开咬合、改正深覆𬌗的难度很大，必要时应采用正畸－正颌联合治疗。先用正畸治疗的方法改正上下切牙的长轴，排齐上下牙列，再根据情况采用外科手术行前牙区截段骨切开术，压入前段牙及牙槽，矫治生长过量的上下前牙及牙槽，恢复正常的覆𬌗覆盖关系。对一些年龄较大、后牙磨耗过多、垂直高度不足的患者，上下牙排齐后如覆𬌗仍较深，无法用正颌方法矫治时，可采用修复的方法，在后牙区做金属垫以升高后牙，使上下切牙获得正常的覆𬌗覆盖关系，恢复面下1/3的高度。也有部分病例，正畸治疗后，对后缩的下颌不满意，可以单纯采用颏成形术。

三、注意事项及经验总结

（1）减小深覆𬌗根据其产生原因的不同矫治方法也不同。下颌前部齿槽过长、后牙萌出不足，可以使用平导压低下切牙的方法，促进后部齿槽生长。在下颌的矫治中，尽可能将第二磨牙纳入矫治之中，以利于咬合的打开。在低角病例中，并不提倡使用多用途弓来单纯压低下切牙。

闭锁性深覆𬌗是上下颌齿槽发育不良共同形成的结果。矫治时应减小上颌前部齿槽的过度发育，可以使用 J 钩垂直牵引上颌前部齿槽，压低上切牙。

（2）矫治过程中应自始至终控制切牙垂直向高度，除前文提到的使用后倾弯、摇椅弓及口外力结合的功能性矫治器外，在拔牙病例内收前牙间隙时，可使用关闭曲的方式关闭间隙（图 9-5-7），该方法可以在前后牙弓之间，通过关闭曲形成台阶，从而更有利于切牙的压入。另外，也可以在粘结矫治器时，就将前牙托槽轻度靠近切端，后牙托槽轻度靠近龈方粘结。

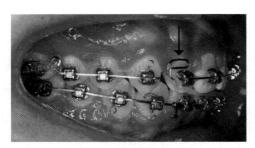

图 9-5-7　利用关闭曲关闭间隙（箭头所示）

（3）应当注意支抗控制。安氏Ⅱ类深覆𬌗常为骨性安氏Ⅱ类病例，在咬合打开之后需要减数内收上前牙，此时需要有效的上颌支抗，保证上前牙最大限度内收，可使用 TPA 增加磨牙支抗（图 9-5-8），减小突度的同时，还能保持最佳的轴倾度。支抗的种类很多，种植体支抗也是可选择之一，如果将种植体应用在上颌前部，解决露龈笑会更容易。

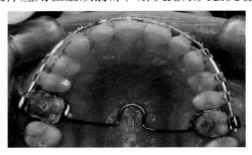

图 9-5-8　利用 TPA 增加支抗

（4）闭锁性深覆𬌗在拔牙内收间隙的过程中，唇向开展的上切牙由于上颌基骨的前突，容易再次直立甚至舌倾。因此，在内收间隙的过程中，应在方丝上加适量的正转矩进行控制，防止前牙舌倾。滑动关闭间隙时，需要弓丝前部加转矩并结合适度的曲线。应用关闭曲关闭间隙时，可在关闭曲前后加"人"字形曲。

（5）伴颞下颌关节疾病的深覆𬌗治疗以打开咬合、解除病因为主，尽可能避免上颌单颌减数，治疗过程中应慎用颌间牵引，随时根据关节的变化对治疗方案做出调整。

（6）对于安氏Ⅱ类 2 分类患者，除非上下颌牙列重度拥挤，不减数拔牙就无法排齐，难以进行打开咬合的操作时，可以在治疗开始时进行减数拔牙。一般情况下，即使患者需要做减数治疗，在解除前牙闭锁时先不要减数，利用连续牙弓做支抗能更有效地打开咬合。待覆𬌗减轻、闭锁解除之后，再行减数治疗。

第十章　正畸治疗中的垂直向控制策略

第一节　引言

　　颅颌面错𬌗畸形可以表现在矢状向、垂直向以及水平向。同一例患者可能会存在一个或者多个生长方向上的异常。单纯矫正某一个生长方向的异常，往往达不到理想的矫治效果。所以，矫治前进行全面、明确的三维方向诊断及方案设计尤为重要。

　　垂直向控制的概念主要体现在两个方面：

　　第一，患者同时存在矢状向和垂直向的问题，矫治过程中在纠正矢状向关系时要注重垂直向的控制。同时，正确的垂直向控制也有助于矢状向问题的解决，两者相互影响。

　　第二，患者上下颌骨在矢状向的位置和关系无明显异常，骨型仅表现为单纯的垂直向发育异常，如骨性 I 类高角。对于这类患者，垂直向控制的概念也就意味着把垂直向异常（如高角）单独地作为一种骨性错殆畸形进行矫治，尤其是发育期颌骨尚有生长潜力的儿童。

第二节　垂直向异常的诊断

一、临床表现

1. 颅面形态特征

颌骨的垂直向生长发育异常主要被描述为两类：高角和低角。高角骨面型的主要颅面形态特征为下颌升支偏短，下颌平面陡，后面高较小，前面高较大，尤其前下面高较大；面型主要为长面型（图 10-2-1）。而低角骨面型患者表现则正好相反，主要颅面特征为下颌平面平缓，后面高大，前面高小；面型主要为短面型（图 10-2-2）。

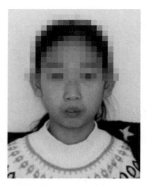
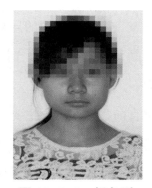

图 10-2-1　高角型　　　　图 10-2-2　低角型

2. 可伴有牙槽突垂直向异常

牙槽突的垂直向异常大多发生在前牙区，主要表现为深覆𬌗或者开𬌗。高角病例可伴有前牙开𬌗（图 10-2-3）或者深覆𬌗（图 10-2-4）；低角病例多伴有前牙深覆𬌗（图 10-2-5），低角开𬌗者少见。

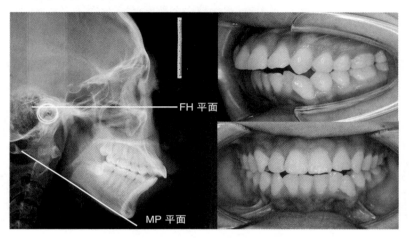

图 10-2-3　高角伴前牙开𬌗

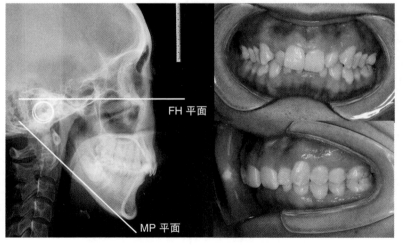

图 10-2-4　高角伴前牙深覆𬌗

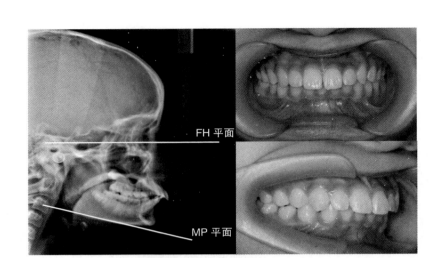

图 10-2-5　低角伴前牙深覆𬌗

3. 可伴随矢状向发育异常

高角类型在不同矢状骨面型患者均可发生。一些骨性 I 类和 II 类高角病例，临床中可通过正畸的方法，采取一系列垂直向控制的措施进行治疗，严重的骨性 II 类高角需通过正畸 – 正颌联合治疗。相较于前两者，骨性 III 类高角患者单纯正畸治疗进行垂直向控制的可能性就小很多，主要原因为高角垂直骨面型改善的同时可帮助改善 II 类矢状骨面型，却有可能加重 III 类矢状骨面型。

同样，低角类型在不同矢状骨面型患者中也均可发生。临床中相较于低角病例，高角病例更常伴有突面型，也就是说高角对面下 1/3 的美观度影响更大，其矫治需求也更大。在低角病例的矫治中我们常常把垂直向控制当作矢状向异常以及前牙牙槽突垂直向不调（深覆𬌗）的一种辅助矫治手段。

二、诊断要点

垂直向发育异常的矫治常常涉及到下颌骨的旋转和𬌗平面的旋转，而下颌骨的旋转需要顺向或逆向空间，这与前牙的覆𬌗关系密切，所以从治疗的需求出发，垂直向异常的诊断需要包括两个方面，一是要对垂直骨面型做出判断；二是要明确前牙的覆𬌗情况。前牙覆𬌗的诊断分类在前面章节中已有介绍，不再赘述。

垂直骨面型的诊断指标：

目前常用的标准：①下颌平面角；②面高指数 (FHI)；③下前面高与前面高比值 (ANS–Me/N–Me)；④ ODI 指数；⑤ Sassauni 分析法。

（1）根据下颌平面角的大小进行判断：

高角型：下颌平面角 (MP–FH) > 32° 或 (MP–SN) > 40°；

低角型：下颌平面角 (MP–FH) < 22° 或 (MP–SN) < 29°。

（2）Jarabak 利用面高指数（FHI）判断面部的生长型，其计算方法如下：

前后面高比率 = 后面高（S–Go）/ 前面高（N–Me）× 100%

FHI 低于 62%，为高角型生长趋势；该比率超过 65%，则为低角型生长趋势。

（3）以面高比为判断标准：一般认为下前面高与前面高比值（ANS–Me/N–Me） > 58% 为高角，< 55% 为低角。

（4）ODI 指数：Dr.Kim 经研究得出，AB 平面 – 下颌平面角和腭平面 – 眶耳平面角之和与覆𬌗深度的相关性最高，相关系数为 0.394。他将以上两角之和称为上下颌骨垂直向异常指数 ODI，ODI=AB 平面 / 下颌平面角 + 腭平面 / 眶耳平面角，其中，下颌平面角的确定是颏下点 (Me) 与下颌角下缘相切的连线。当 ODI < 72.83 时，表明为开𬌗或具有开𬌗倾向；ODI 值越小，骨性开𬌗可能性越大；当 ODI > 72.83 时，表明为前牙深覆𬌗或具有深覆𬌗倾向；ODI 值越大，深覆𬌗可能性越大。中国人恒牙初期正常𬌗的 ODI 值为 72.83 ± 5.22。

（5）Sassauni 分析法：由 Sassauni 于 1955 年提出的一种以个体侧面结构的圆弧比率为判断基础的几何图形分型法。

低角 (骨型深覆𬌗) 者：PP、OP、MP 三平面离散度小，甚至接近平行；颌骨体积、牙及齿槽异常。

高角 (骨型开𬌗) 者：PP、OP、MP 三平面离散度大，Y轴角大；颌骨发育异常，牙及齿槽代偿性增长。

第三节　垂直向异常的治疗

一、上下颌骨的生长发育

新生儿面部的生长特点为颅面部宽度最大，深度次之，高度最小，因此显得面部宽短。出生后面部的生长正好相反，则以高度增加最多，深度次之，宽度最小。高度为出生后生长变化最大的部分，也是生长持续时间最长的部分，且男性面高度的增加大于女性。

面高的生长有两个趋势，其一是出生后一直到成年持续生长，尤其是前下面高和后面高；其二是后面高增长比率大于前下面高,使下颌平面角减小,下颌有向前上旋转的趋势。

鼻上颌复合体的主动生长主要通过上颌结节的生长、上颌窦的扩大、牙槽的增长、眼眶和鼻腔的生长、上颌骨周围骨缝的生长来促使上颌骨的各部分向长、宽、高三维方向不断地扩大。同时,上颌骨发生向前向下移位。

下颌骨有几个主要的生长改建区,包括髁突、下颌支前后缘、牙槽突、颏部等,分别通过软骨成骨、骨的表面增生两种方式使下颌骨在三维方向上向后生长,同时长、宽、高均随之增加。其中,髁突的生长以及牙槽突、牙龈缘新骨增生与下颌骨垂直向的生长关系密切。

此外,上下颌骨在生长发育的过程中均会发生旋转,尤以下颌骨的生长旋转最为明显,是正常面部生长的特征。

1963 年,Bjork 使用金属种植体及 X 线头影测量术,通过 SN 平面重叠的方法研究颌骨的生长发育,发现下颌的生长旋转一般有向前和向后两种方式,因此提出了下颌生长旋转的概念。下颌向前旋转有两种类型:①旋转中心在下切牙切缘,下颌骨向前上旋转,后面高有明显增加趋势;②旋转中心在下颌体前磨牙区,下颌前份向前上旋转,后面向下旋转。下颌向后旋转,旋转中心在有𬌗接触的磨牙区,导致颏部向下后移动,下牙槽相对前突,后面高不足。在生长发育过程中,不论哪种生长型,下颌的生长方向绝大多数均是向前旋转的,低角类型向前旋转幅度较大,高角类型则向前旋转幅度较小。下颌向后旋转罕见,除非有关节疾患或极端的病例。

上颌骨与颅底直接相连,没有明显的功能突,所以上颌骨的旋转不如下颌骨明显,但是,如果将种植体置于上颌骨牙槽突处，仍可发现上颌骨中心轴会发生向前或向后的、角度较小且变异较大的旋转。Bjork 于 1972 年研究发现上颌骨多向前旋转，旋转角度平均为 –2.5° 和 –2.8° 。一般来说，上颌基骨的旋转是稳定的，未见其受生长的影响。上颌骨的前部向前旋转常见于慢性口呼吸患者，上颌骨前部向后旋转通常为垂直生长面型患者的自然代偿。

同时，颌骨旋转可以影响牙齿的萌出方向和萌出量，并最终影响切牙的前后向和垂直向位置。上颌前旋转导致切牙唇倾，而后旋转会使切牙竖直并减少其突度。下颌旋转常常引导切牙舌向萌出，磨牙的近中移动、牙弓长度缩短等。

二、垂直向发育异常的机制及矫治原则

颌面部垂直向生长发育是由上颌复合体向前向下的生长、下颌骨髁突的生长、上下颌骨的旋转、牙槽突的生长、牙齿的萌出以及环境因素等几部分协调发育的结果，其中任一部分的发育异常均会导致颌面部的垂直向表现异常。以上因素并不是单一发挥作用，例如，牙槽骨异常会导致颌骨的异常，同时颌骨发育不良也会影响牙槽骨的发育，使牙槽骨发生代偿，从而使临床很难纠正其异常。

以上因素或单独、或联合作用影响面部的前后面高发育，从而干预下颌骨的旋转，诱发垂直向的异常。研究指出高角骨面型的形成主要是由于相对较小的髁突垂直生长量，和相对较大的上颌骨垂直生长量及上下颌后牙牙槽突垂直生长量，所共同导致的下颌骨后下旋转所致。另外，平钝的颅底角、高位颞下窝和髁突吸收等也可影响前后面高发育，干预下颌

骨的旋转。

牙槽骨高度发育的差别对于前面高有十分显著的影响，尤其在上颌骨。高角型患者，其牙槽骨高度显著大于均角面型；相反，低角型患者，其牙槽骨高度明显小于均角面型。另有研究指出，咬合力大者往往为低角（短面）型，咬合力弱者则一般呈现高角（长面）型，提示下颌肌肉的形态和功能与垂直骨面型之间存在着相互作用关系。

从垂直向发育异常的机制可以看出，正畸治疗过程中的垂直向控制主要体现在两方面，一是颌骨的垂直向发育异常的矫治；二是牙槽突也就是牙齿的垂直向异常的矫治，同时配合肌肉功能的训练，协调前后面高比率，实现下颌骨的有利旋转。

三、垂直向异常的矫治时机

面高度的生长主要靠颌骨、牙槽和牙齿的生长，是出生后生长最多的部分，生长持续时间也最长。相关研究结果显示面高的生长从出生后可一直持续到成年，尤其是前下面高和后面高。故垂直向控制的时机可分为两个时期讨论，一是在生长发育期利用生长潜力进行生长改良，比如生长发育期的高角病例可以通过高位头帽等方式抑制上颌骨后部牙槽突的垂直向生长，同时可抑制磨牙的过度萌出，实现下颌骨的逆时针旋转。二是对成年期患者主要通过控制牙齿的伸长与压低实现𬌗平面和下颌平面的小范围旋转。

1. 生长发育期垂直向异常的生长改良

研究表明下颌的旋转变化在替牙早期较替牙晚期和恒牙

早期的变化更明显，约为其他的 2 倍，由此也表明了功能矫形治疗的最佳时机在替牙早期，尤其是高角患者。相比低角型病例，高角型病例的青春迸发期出现早，所以高角型病例的矫治年龄较低角型病例小。在青春迸发期开始之前对高角型病例进行垂直向控制，可以减缓或抑制下颌的向下向后旋转。因此，应提倡早期治疗，最好是在颌骨和牙槽骨垂直生长活跃期。

低角型病例相反，可等到生长快速期末开始治疗。由于面部的生长能够增加颌骨间距离，故在生长发育期间利用此特点对低角深覆𬌗病例进行矫治最为有利。Michael 认为青春期的生长发育和替牙间隙在这类患者的矫治中发挥着重要作用，大多数低角型患者选择在替牙晚期开始治疗，一般不考虑拔除前磨牙。但如果骨骼畸形比较严重，通过生长改建及牙齿代偿不能达到矫治目的，需成年后手术治疗者则应等到生长发育基本停止后进行治疗。

对存在功能因素的高角或低角型病例，应结合病因治疗及肌功能训练。替牙期存在严重拥挤时，高角型病例不宜草率实施序列拔牙，若牙齿较早拔除，咀嚼肌得不到充分的锻炼，后牙更易伸长，应拖延至生长减速期后安装固定矫治器时再拔牙；低角型病例则可适当进行序列拔牙，利用牙齿自然生长的力量关闭间隙、解除拥挤。

另外，患者的密切配合也是治疗成功的关键。可自行摘戴的矫治器每天至少需戴用 12 ～ 14 小时。由于高角生长型可持续到十几岁，故治疗也要持续进行，缩短疗程可能会降低疗效，甚至使治疗失败。

2. 成年期的垂直向控制

对成人患者进行治疗时，由于生长发育已经停止，功能矫形治疗已经没有意义，垂直向的控制主要通过前后牙齿的伸长和压入来实现殆平面以及下颌平面的小范围旋转。需要注意的是，在低角病例的矫治中，磨牙伸长会形成支点，而机体对此产生生理性适应的能力有限，磨牙产生的早接触会使下颌骨发生旋转，这种向前或向后的旋转会对颞下颌关节产生明显的影响。下颌骨向后旋转时咬合打开，同时也可能会造成咬合干扰和紊乱。虽然咬合打开是医师所希望的，但临床医师应该牢记成人的生长代偿很小，甚至没有，因此必须保持咬合的平衡。必须保证建立适当的外感受性和本体感受性的咬合接触，否则，颞下颌关节紊乱、夜磨牙、紧咬牙的情况就有可能发生。

四、垂直向控制的矫治方法

垂直向控制的矫治重点在于实现下颌骨的有利旋转，即促进下颌的顺时针或者逆时针旋转。第一，下颌骨的旋转在改善垂直向异常的同时也会影响上下颌骨及牙列矢状向的位置关系。其机制为当牙槽的生长和牙的萌出之和大于髁突的垂直向生长，就会出现下颌骨顺时针旋转。前面高与后面高比率变大，下颌角变钝，颏部向下向后移动，面部高度增加，同时下颌牙齿随着下颌骨后旋而后移，出现或者加重Ⅱ类关系；相反，如果髁突的垂直向生长超过牙的萌出（包括牙槽骨的发育），下颌骨则逆时针旋转，结果导致后面高度增加，后面高比前面高的比率也增加，下颌角变小，颏部向上向前移动，面部高度减小，同时下颌牙齿随着下颌骨前旋而前移，改善 II 类关系或加重 III 类关系。在临床治疗过程中，要注意和充分利用垂直向改变对矢状向关系的影响，使矫治得到更好的效果。第二，下颌骨要实现旋转，需要垂直向空间，同时其旋转会引起𬌗平面的倾斜度和高度的变化，比如 II 类高角深覆𬌗患者，通过促进髁突生长或压低磨牙实现下颌骨逆时针旋转时，也需要前牙压低打开咬合给下颌骨逆旋提供空间，否则前牙区会出现早接触干扰逆旋；但如果前牙表现为开𬌗，那么就不需要专门对前牙进行垂直向控制。

1.高角垂直骨面型的矫治

对于高角伴 II 类骨面型患者，实现下颌骨的逆时针旋转既可以解决垂直向异常的问题，又可以辅助改善矢状向 II 类关系。几十年来，在学者们的不断探索与创新中，对垂直向发育过度的矫治措施有十余种，其中各有优缺点，以下我们逐一进行详细介绍。

（1）作用于磨牙的高位牵引口外弓：对于垂直向发育过度问题的一个解决方法是维持上颌骨的垂直向位置并阻止上颌后牙的萌出。这可使用作用于后牙的高位牵引口外弓，每天戴用 14 小时，每侧使用大约 500g 的力。这并没有控制下磨牙的萌出，因此下颌磨牙可以比上颌磨牙萌出得多。

高位牵引口外弓（图 10-3-1）是通过上颌骨牙槽阻抗中心的口外力产生大的压入力和小的远中牵引力。通过这种矫形力限制上颌骨的垂直向生长，而下颌骨正常生长，下颌发生逆时针旋转，通过这种掩饰的办法减小垂直向的异常。但是磨牙高位牵引的有效性一再被质疑。Burke 等在一项关于磨牙高位牵引和低位牵引对高角病例垂直向影响的比较研究中也发现，两组患者的下颌平面都发生了后旋，且后旋量没有差异；上颌磨牙也都发生了伸长，只是高位牵引组的伸长量小一些。Dolce 等的研究也发现，进行磨牙高位牵引的患者与对照组一样，下颌平面仍然发生了类似的后旋。磨牙高位牵引作为一种垂直向控制手段，目前尚缺乏足够的临床证据证实它的有效性。

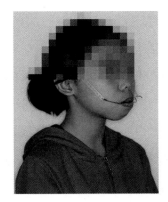

图 10-3-1　戴高位头帽牵引口外弓患者

（2）作用于上颌垫的高位牵引口外弓：对垂直向发育过度的儿童的另一种治疗方法是将口外弓内弓与塑料𬌗垫相连，这允许垂直向的力直接作用于所有上颌牙齿，而不只是磨牙，继而能出现对上牙列和上颌骨垂直向良好控制的效应。这种类型的矫治器对于整个上牙弓垂直向发育过度和露龈笑的儿童最有用，为了获得对骨骼和牙列的矫正，患儿必须在很长的治疗时间内配合戴用。

（3）带有后牙𬌗垫的功能矫治器：一个更有效的选择是使用带有后牙𬌗垫的功能矫治器，口外弓向后的作用力被较

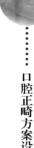
小的"口外弓效应"所取代，这种矫治器的主要目的是限制后牙的萌出和上颌垂直向生长。根据下颌骨发育不足的程度，可将这种矫治器设计成有或没有下颌前移。

不考虑在殆重建时是否前移下颌，如果想要影响磨牙的萌出，咬合打开必须超过正常的息止殆高度。当下颌被矫治器固定在这个位置时，软组织（包括但不仅是肌肉）的伸展对后牙产生一个垂直向的压入力。对于前牙开殆的儿童允许前牙萌出，这样可以减小开殆；而在高角却不伴有开殆的患者中，殆垫应包裹所有牙齿。

在短期内，这种类型矫治器的治疗对控制上颌骨和牙齿的垂直向生长很有效。这可以促使下颌向前生长并有助于关闭前牙开殆。由于患者的垂直向生长可一直持续到成年，如果在第一阶段的治疗中使用了功能矫治器进行垂直向控制，在固定矫治器治疗期间并且很可能在保持时期都需要使用后牙殆垫或其他装置（比如用于骨性支抗的种植钉）控制垂直向生长和萌出。这是必要的，因为固定矫治器不能很好地控制牙齿的萌出。

（4）作用于带有殆垫功能矫治器的高位牵引口外弓：对于垂直向发育过度和Ⅱ类关系并存的儿童患者，最有效的生长改良方法是将高位牵引口外力与带有后牙殆垫的功能矫治器相结合，下颌向前重新定位并控制后牙的萌出，口外力加强了对上颌生长的控制并使作用力传递至整个上颌骨而不仅是第一恒磨牙。高位牵引口外弓改善了功能矫治器的固位并产生了一个接近上颌阻抗中心的力。功能矫治器提供了促进下颌生长的可能性，同时控制了后牙和前牙的萌出。

传统的功能矫治器不适用于高角病例，改良的功能矫治器主要通过两个途径达到矫治的目的：一是保证所有的后牙都能与𬌗垫或𬌗支托接触，从而阻止其萌出；二是增加上颌高位牵引。比如，对于垂直生长型、伴有前牙开𬌗或面下 1/3 高度过高的患者来说，在应用 Twin-block 进行治疗时，应当保持后牙与𬌗垫的接触关系以防止下磨牙的萌出。对于这类患者，在整个治疗过程中不需要调磨𬌗垫，其原理是通过牵拉肌肉，使周围组织产生反应性的力，通过𬌗垫传递到后牙区，达到抑制上颌骨垂直向发育的目的，而后牙与𬌗垫的良好接触关系可以非常有效地限制磨牙萌出。而且，根据需要可以在上颌第一磨牙上增加口外支抗圆管，这样可以使口外力更为垂直地作用到整个上颌，更加接近上颌阻抗中心，从而控制上颌的垂直向生长。Marsan 认为运用 Activator（图 10-3-1）联合高位牵引头帽治疗高角型患者，对生长期患者牙颌骨改善明显。另外，运用肌激动器时，在上切牙的舌侧最突点之上和下切牙的舌侧最突点之下施力可以伸长切牙。

（5）后牙𬌗垫：Woodside 认为当𬌗垫的厚度超出息止𬌗间隙时，咀嚼肌被拉伸，肌力可通过𬌗垫传至牙槽骨，限制其垂直方向的发育，阻止下颌向下向后旋转。动物实验进一步发现，由于𬌗垫是在神经肌肉可耐受的范围内导致下颌位置的长期持续改变，这将引发广泛的髁突重塑，升支长度增加，进而实现了后牙的相对压低。因此，后牙𬌗垫亦被认为是一种能够自动在双颌同时进行垂直向控制的矫治器，如果能够保证每天戴 16 小时以上，会是一种比较有效的控制手段。尽管有效，但𬌗垫带给患者的不适感也是非常明显的，主要源于影响发音、味觉及面部美观，加之其可摘式设计，因而十分依赖患者的依从性。

（6）低位横腭杆（TPA）：TPA（图 10-3-2）通过舌体在吞咽和咀嚼过程中对横腭杆施加的压力来阻止上颌磨牙的伸长，抑制上颌垂直方向的生长。吞咽时，尤其当横杆位置较低时，舌的压力抑制上颌垂直向的生长。研究发现，当横腭杆离开腭黏膜的距离分别为 2mm、4mm、6mm 时，舌肌对其的压力会随着此距离的增大而增加，且当 U 形曲的位置逐渐向远中移动时，舌肌的压力也表现出增加的趋势。尽管这一研究并未涉及磨牙高度改变等临床指标，但也提示我们，当评价 TPA 在垂直向控制方面的效果时，不同的设计会得出不同的结论。

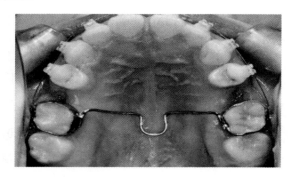

图 10-3-2　低位横腭杆

（7）肌功能训练：垂直向高度控制是成功治疗骨性开𬌗的关键，压低磨牙使下颌骨发生逆时针旋转是治疗中决定性的一步。目前没有一种单一的治疗模式能有效治疗骨性开𬌗。有学者提出了通过肌功能训练来辅助治疗开𬌗，其方法是用大于息止𬌗间隙 2 ~ 3mm 的上颌𬌗垫式快速扩弓器快速扩弓至磨牙正锁𬌗，保持 3 个月后，再改用 TPA 维持磨牙间宽度。

下颌舌弓维持牙弓长度，抑制磨牙过度萌出。同时每天戴用高位头帽牵引（每侧 500g，每天 12 小时）结合轻力咀嚼肌训练（每次 1 分钟，每天 5 次），效果明显。

（8）矫治力：在固定矫治器矫治中有许多种矫治力会引起后牙的伸长，因此在矫治过程中，尽量运用适宜的矫治力，同时避免使用会升高后牙的施力方式。这主要包括下颌第二磨牙尽早纳入矫治，以增加支抗牙数目；关闭间隙时的颌内牵引力不宜过大，因为只要 227g 的力量后牙就会伸长；避免长期应用Ⅱ类和Ⅲ类颌间牵引，Ⅱ类牵引应在已备抗且稳定的情况下使用。Ricketts 曾报道，在进行Ⅱ类颌间牵引时，磨牙平均近中移动 2mm，就会平均升高约 3.3mm，这对于高角病例的垂直向控制无疑是十分不利的；Ⅲ类牵引应配合适当方向的口外力使牙齿伸长得到控制，在未备抗也无口外力配合的情况下使用颌间牵引力应是前置的短牵引；高角深覆𬌗患者打开咬合的过程中，避免应用摇椅弓，可选择 Ricketts 多用途弓或 Burstone 片段弓技术，以求在压低切牙打开咬合的同时尽可能减少后牙升高量；高角型病例的弓丝使用应遵循由细到粗，由软到硬的原则，防止由于弓丝的跳跃变换导致磨牙伸长，而低角型病例的弓丝更换可有一定跳跃性。

（9）种植体支抗技术：成人与生长发育期患者高角骨面型的治疗方法是不同的。生长发育期患者的矫治目标是垂直生长型的改建，而对于成年患者，我们很难改变其髁突生长不足以及上颌骨发育过度等骨性问题。因此，控制患者的磨牙高度是控制其下颌平面最切实可行的手段。

种植体支抗的临床应用为高角病例的垂直向控制提出了

一个新的思路。至今，大量的临床研究已经证实，种植体支抗可以实现对磨牙的绝对压低，进而引发下颌平面的前上旋转，关闭前牙开𬌗，使得颏部前上再定位，显著改善侧貌，适用于Ⅰ类、Ⅱ类高角开𬌗的矫治。种植体支抗技术的应用不仅简化了治疗机械系统，缩短了疗程，而且疗效显著，不依赖患者的配合，不适感小，但是其矫治骨性开𬌗的稳定性尚有待进一步观察。

当应用种植体支抗进行单颌控制时，到底是控制上颌磨牙好还是控制下颌磨牙好？关于高角骨面型形成机制的一些经典研究曾指出，上颌体和上磨牙牙槽突垂直生长过度是形成高角骨面型的最主要原因，而通过采用种植体支抗压低上颌牙引发下颌平面发生自动前上旋转，其机制类似于 Lefort Ⅰ型手术，因此被认为更合理。当种植体位于上颌后牙区颊侧，即由颊侧施力压低上颌牙时将更有利，因为上颌磨牙在被压低的过程中会不可避免地发生轻度颊向直立，进而导致上颌牙弓宽度有所增加，这对于大多数高角患者显然是十分有利的。同时，我们在临床实践中还体会到，由于同时应用种植体作为矢状向支抗，治疗中基本上可以避免Ⅱ类颌间牵引的使用，而Ⅱ类颌间牵引一直被认为是导致拔牙病例下磨牙发生明显升高的最主要原因。此外，应用种植体支抗压低上颌磨牙的临床可行性也更大些，首先是种植体在上颌颊侧的植入成功率最高；其次是上颌磨牙很少需要近中移动，可以在治疗之初即植入种植体后便开始压低。

尽管种植体能够为压低磨牙提供强有力而可靠的垂直向支抗，在理论上可以实现足够的牙压低量，但事实上根据我们的临床实践，下颌平面的前旋潜力往往会受到前牙覆殆情况及前牙唇齿关系的制约，当上下颌磨牙的总压低量超过了下颌平面前旋潜力所需要的压低量，继续压低磨牙将不再会引发下颌平面的前上旋转，而只会导致磨牙开殆。故高角病例随着前牙覆殆情况以及唇齿关系的不同，矫治要点略有区别。

Ⅱ类高角深覆殆，前后牙都压低，前牙（上颌＋下颌）压低量大于后牙，伴露龈笑者上前牙压低多，不伴露龈笑下前牙压低多。

Ⅱ类高角开殆，后牙压低，前牙不动或伸长。

Ⅱ类高角开殆，伴露龈笑，前后牙都压低，后牙压低量大于前牙；骨性畸形严重者需正畸正颌手术联合治疗。

Ⅱ类高角覆殆正常，前后牙都压低，压低量基本相同（相同是指在楔形效应下的成比例压低，不是绝对压低值的相同）。

高角患者种植体支抗临床垂直向控制操作要点：

① Ⅱ类高角伴前牙开殆。

a. 种植体支抗植入部位：Crismani 等提出，植入种植体的"安全位置"应该有足够骨量且不伤牙根。一般而言，进行后部垂直向控制时推荐植入部位为第一、第二磨牙间的颊侧，便于手术及加力等操作，且第一、第二磨牙的根间距较大，种植体支抗较为容易植入而不伤及邻牙牙根。

单纯颊侧种植体支抗压低，则会出现压低磨牙颊向倾斜。为了防止这种现象出现，我们在上颌腭侧安置横腭杆，横腭杆离开黏膜 3mm，而下颌放置舌弓。我们也可以在上颌腭侧植入另一个微螺钉支抗，在颊腭侧同时压低。

b. 种植体支抗加力：对于开殆患者，我们从一开始就采用轻力压低，每个象限初始力值 70 ~ 100g。磨牙每被压入1mm，前牙区开𬌗的减小量可达 3mm，压低持续进行，开𬌗就会自然消除。

②Ⅱ类高角伴前牙正常覆𬌗或深覆𬌗。

a. 种植体支抗植入部位：如同开𬌗患者，微种植体植于上颌第一恒磨牙与第二恒磨牙的颊侧，上颌腭侧同样安置横腭杆。

b. 种植体加力：对于前牙覆𬌗正常或者深覆𬌗患者，我们可以在牙列排齐后再开始压低。采用轻力压低，每个象限初始力值 70 ~ 100g，压低持续进行，磨牙垂直向得到良好的控制，必要时前牙区需同样配合微种植钉进行压低，前牙压低力值要控制在 20 ~ 30g，轻力压低。

③Ⅱ类高角伴露龈笑。

a. 种植体支抗植入部位：如同开𬌗患者，微螺钉种植体支抗也是植于上颌第一恒磨牙与第二恒磨牙的颊侧，上颌腭侧同样安置横腭杆，在下颌放置舌弓。同时我们在前牙切牙和尖牙间（或者上颌中切牙之间）植入微螺钉种植体，对前牙开始压低，以矫正深覆𬌗及露龈笑。

b. 种植体加力：对于露龈笑患者，我们可以在治疗初就开始压低，同时压低前牙和后牙，后牙每个象限初始力值70 ~ 100g，前牙力值仅 20 ~ 30g。随着前后牙压低的同时进行，磨牙和前牙垂直向得到良好的控制。

2. 低角垂直骨面型的治疗

一些儿童表现为骨骼垂直向发育不足（短面），他们常伴有前牙深覆𬌗，一定程度的下颌发育不足，而且常为安氏Ⅱ类2分类错𬌗。面高不足常伴有唇外翻与前突，如果面高正常，唇的突度应该正常。

垂直向发育不足的儿童常表现为下颌平面角过小，下颌升支较长的倾向。下颌常向前生长，具有向上、向前旋转的趋势。解决这些问题的难度是在不过多降低颏部突度的前提下增加后牙的萌出，使下颌向下旋转。

（1）颈牵引口外弓：对于Ⅱ类错𬌗的患者，矫正这些问题的一个方法是使用颈牵引口外弓（即颈带），利用位于牙齿和上颌阻抗中心下方的口外力使牙齿伸长。颈带对颌骨的作用在抑制上颌骨向前生长的同时，促进上颌后部牙槽骨的向下生长，对牙齿除了矢状方向上的作用以外，还起到伸长磨牙的效果。这种效果和后牙萌出可以通过头帽完成，而咬合板可以打开咬合，在没有后牙咬合接触的情况下，上下牙齿都可以萌出。低位牵引（颈牵引）适用于垂直高度发育不足病例，但是需要注意避免长期低位牵引出现的腭平面前份向下倾斜的情况。

（2）功能矫治器：使用功能矫治器（根据前后向颌间关系前移或不前移下颌）抑制上颌后牙萌出的同时允许下颌后牙自由萌出。因为大多数短面儿童也有Ⅱ类错𬌗，因此在治疗期间主要是上颌磨牙还是下颌磨牙萌出较多就显得很关键。颈牵引口外弓使上颌磨牙萌出更多，而功能矫治器可以对牙齿萌出进行调控，这既可使上磨牙萌出更多，也可让下颌磨牙萌出更多。不过，如果下磨牙萌出多于上颌磨牙，将会更容易矫正Ⅱ类错𬌗，这意味着如果所有其他的因素相同，那么功能矫治器将更有利于治疗。

功能矫治器对于垂直向骨关系的影响不可忽视，其中咬合重建起了决定性作用，当然任何骨效应都依赖于生长潜力。功能矫治器能刺激髁突的生长，或改变其生长方向，同时颞下窝也发生表面改建而产生位置变化。髁突只有向上向后生长才能推下颌向前移位，而这时往往出现下颌向后旋转。同时，上颌基骨倾斜的改变也能补偿下颌的生长旋转。下颌出现垂直旋转生长时，上颌基骨就会向下移位。如果颌骨的生长旋转不理想，功能矫治器的治疗就不会完全成功。在垂直向，若咬合重建的高度较大，邻近组织会受到较大张力，传递至上颌后，上颌生长受抑制，上颌基骨的倾斜度受影响。因此，当咬合打开超过 6mm，下颌前伸的力应减小。治疗时垂直向控制的主要目标是，切牙矫正为切对切关系，并通过调节上颌磨牙区咬合导板的高度以促进磨牙的萌出，从而来增加前下面高的高度。换言之，治疗的目标是局部增加垂直向高度并通过增加面下高度改善侧貌。

比如，在进行𬌗重建记录时，通常在前伸颌位时切牙间保持 2mm 的间隙，也就相当于上下前磨牙的区域保持 5mm 的间隙，这样矫正完成后可使切牙矫正到切对切的位置，从而使前牙深覆𬌗得到过度矫正。再通过调磨、降低上颌𬌗板咬合面的高度，促进下颌磨牙的萌出，从而纠正前牙的深覆𬌗。在所有的功能矫治技术中，垂直向的控制通常比矢状向的矫治过程要慢一些，因此，在治疗的过程中应该尽早地进行垂直方向上的矫治，以便使垂直向的控制能与矢状向的治疗同步进行。

（3）前牙殆垫：前牙殆垫的主要作用是升高后牙，压低前牙。适用于后牙牙槽高度过低引起的深覆殆，即水平向骨型低角病例，不适用于高角深覆殆病例。可以与固定矫治器一起使用，先在上颌安装固定矫治器，基本排齐后，上颌戴用平面导板，前牙区放置邻间钩（避免使用跃殆卡环，以免妨碍后牙伸长），下前牙与平面导板尽可能均匀接触，防止殆创伤，上下后牙分离 3～4mm，大于息止殆间隙，肌张力增大，促进后牙与周围牙槽组织的垂直向生长，增加后牙高度；由于平面导板的作用，咬合力使下前牙生长受抑制，甚至压低，前牙深覆殆得到矫治。不能适应的患者，可循序渐进：平面导板高度降低使上下后牙分离 1～2mm，戴用进餐，2～3个月时后牙有了咬合接触，再逐渐加高导板。

（4）反 Spee 曲线：反 Spee 曲线应用广泛，主要作用是使后牙升高，同时使切牙唇向倾斜。摇椅弓的弯制是下颌弓丝从尖牙托槽远中弯制与 Spee 曲线相反的弯曲，上颌弓丝从尖牙托槽远中弯制与 Spee 曲线一致的弯曲，因其形态似"摇椅"而得名。实际上是简化了的"后牙区连续第二序列后倾曲"，在任何弓丝上均可弯制。在方丝上弯制摇椅弓形，前牙区会产生冠唇向转矩，若不需要时还应去除，甚至弯制冠舌向转矩防止前牙唇倾。

（5）颌间牵引：长期的Ⅲ类牵引会使上颌后牙伸长，而Ⅱ类牵引则导致下颌后牙伸长，这都会增加垂直方向的生长，这种变化同时伴随着殆平面的旋转。因此，长期的Ⅱ类或Ⅲ类间牵引有助于改善垂直向发育不足的患者。而对于高角病例患者，由于其生长型、肌肉牵拉的力量和方向、骨密度的差异，即使很轻的牵引力也易导致牙齿伸长，且治疗后很难压低，因此颌间牵引对高角型患者是禁用的。

（6）第二磨牙：对于垂直向生长不足的患者，应尽早将下颌第二磨牙纳入矫治体系，有利于打开咬合。这类患者的治疗需要综合考虑前后向和垂直向之间的问题。传统的观点是显著下颌骨前后向发育不足和面高减小的患者首先需要使生长方向向前。为此，当使用导下颌向前的矫治器时，牙齿所有垂直向的萌出都被阻挡，这将出现当不戴矫治器时，后牙出现开𬌗的情况，当Ⅱ类错𬌗矫正后，后牙𬌗垫需要逐渐磨除同时维持前牙正确的覆盖，这样后牙可以慢慢萌出至建立咬合。这类治疗将关注点集中在前后向和垂直向问题的相互作用上，这在生长改良治疗中必须明确。首先治疗的重点应当针对最严重的问题，当最严重的问题被纠正后，再考虑解决其他伴随的问题。

固定式功能矫治器对混合牙列期短面型患者的治疗不是一个好的选择。可以肯定的是Herbst矫治器有压低上磨牙的倾向，对于需要增高垂直向的年轻患者并不是一个好方法，在Herbst矫治器治疗中下颌平面角通常不发生大的改变。

五、治疗结束后的保持与稳定性

垂直向生长异常的形成机制应是保持稳定的基础。由不良习惯造成的高角型病例或低角型病例在改掉了不良习惯后，形态发生了适应性变化，如果新的环境能够维持在生理限度内，结果基本稳定甚至不需保持。对有骨骼因素的病例，应尽一切努力来维持治疗结果的稳定性。高角型病例可以继续使用高位牵引、后牙殆垫，较长时间戴用正位器也可帮助维持上下磨牙的压低，还可考虑拔除第三磨牙以防止由于其过度萌出使下颌铰链打开。对有原发或继发吐舌习惯的病例，可在保持器上装置舌刺。舌弓和横腭杆也适用于高角型病例的保持。低角型病例，特别是伴有深覆殆者，保持器上应加平面导板或使用 Activator 保持。

第十一章　自锁托槽矫治器临床应用技巧

　　固定矫治器是将弓丝与托槽结扎在一起，矫治力通过弹性变形的弓丝传递给牙齿，从而实现力的传递，使牙齿发生移动。不同的结扎方式对正畸治疗疗程及临床操作有一定的影响。传统结扎方式主要分不锈钢丝结扎和弹性橡皮圈结扎两种。不锈钢丝结扎价格便宜，牢固耐用，而且可在一定程度上对弓丝进行紧结扎或松结扎从而调整加力的大小。但不足之处是结扎和拆除弓丝花费时间较长，结扎丝末端可能会划伤患者的口腔黏膜。弹性橡皮圈结扎于 20 世纪 60 年代末期出现并得到广泛使用，与不锈钢丝结扎相比，放置和拆除弓丝更加节省时间，而且弹性橡皮圈结扎易于学习和掌握，患者感觉舒适。但它也有明显的缺点：

　　（1）在口内环境条件下，受到温度、生物酶活性、橡胶材料、唾液吸收膨胀率等多种因素的影响，弹性橡皮圈的力学性能衰减会更快，从而导致弓丝难以完全入槽，不能很好地发挥作用。

（2）与刚性结扎相比，弹性橡皮圈结扎后托槽与弓丝间摩擦力更大。

（3）结扎橡皮圈常不能使弓丝在槽沟内完全就位，对双翼托槽而言，虽然可以完全就位，但同时产生了更大的摩擦力。

（4）弹性结扎不利于口腔卫生的维护。有研究显示弹性结扎圈比刚性结扎丝更容易引起牙菌斑附着，牙龈增生及牙齿脱矿的风险更大。鉴于传统结扎方式的部分缺点，随着科学技术的进步，自锁托槽应运而生。

第一节　自锁托槽的特点及分类

理想的自锁托槽应当具备以下特点：不可自动打开，轻力即可打开或关闭；不同尺寸和材料的弓丝均可满足矫治条件；自锁装置在使用过程中不易堵塞、破损；当弹力夹或滑盖打开时，不影响弓丝就位；当有少量多余的粘结剂未完全去除干净时，滑盖或弹力夹仍可以打开；能容易地放置或去除正畸常用的矫治附件，如旋转垫、弹性橡皮链等，但不影响托槽的弹力夹或滑盖；在托槽上放置或者拆除牵引钩较容易；具备好的粘结强度和表面光洁度。虽然目前市面上存在的自锁托槽还无法完全符合上述标准，但随着生产工艺的进步，有一部分自锁托槽的质量已经非常好。托槽的发展也促进了自锁托槽矫治技术——轻力矫治理念的发展。自锁托槽与弓丝间的摩擦力小于传统结扎方式，摩擦力越低，牙齿在移动过程中需要克服的阻力越小，从而易于实现轻力矫治。

自锁托槽主要分为两类：主动自锁托槽（图 11-1-1）和被动自锁托槽（图 11-1-2）。

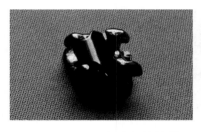
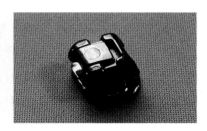

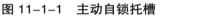

图 11-1-1　主动自锁托槽　　　图 11-1-2　被动自锁托槽

如 Speed、In-ovation、Quickclip 等自锁托槽，其槽沟颊侧的弹簧夹可以对弓丝产生额外的力量，被称为主动自锁托槽。主动自锁托槽矫治器使用时分为主动和被动两种状态，当较细的弓丝入槽时，弹簧夹与弓丝间不发生接触或相互作用，此时为被动状态，当一定尺寸的弓丝入槽后，弹簧夹强制使弓丝入槽，二者产生接触，弹簧夹发生形变或产生移位，利用其回弹力对弓丝产生正压力，此时为主动状态。

相反，被动自锁托槽槽沟的颊侧有一个可以开闭的滑盖，它不能进入槽沟，不能对弓丝产生额外的力量。如 Smartclip、Activa、Damon 均属于被动自锁托槽矫治器。被动自锁托槽系统的特点是弓丝纳入槽沟后，该类托槽不对弓丝产生结扎力，主要通过弓丝的形变对牙齿产生矫治力。在弓丝的滑动过程中始终保持较低的摩擦力。也有学者认为将这类型托槽称为被动自锁托槽不准确，当初定义为"被动"，是因为其作用类似于磨牙的颊面管。

　　主动自锁托槽能够通过弹簧夹对弓丝直接施加力量，相对于被动自锁托槽，主动自锁托槽能使牙齿在更大范围内产生颊舌向排齐。使用主动自锁托槽，在牙齿排齐初期，弓丝对牙齿的作用相当于使用了较小尺寸的槽沟，这将会产生更大的矫治力和更大的摩擦力，尤其对于明显舌向错位的牙齿，这一现象更加明显。被动自锁托槽因其弓丝与槽沟间余隙相对较大，摩擦力及约束力相对较低，因此，在初期排齐阶段使牙齿移动更加容易。

第二节　自锁托槽的临床应用

一、自锁托槽的力值及患者舒适度

　　由于受托槽种类及患者主观因素的影响，究竟自锁托槽和传统结扎托槽哪一种更让患者感觉舒适，疼痛程度更低，目前仍没有确定的结论。有人研究了正畸力所致疼痛与炎症标记物间的关系，在弓丝放入的最初 24 小时，测量龈沟液中的神经多肽 P 物质，发现传统托槽组的疼痛标记物和炎症水平明显高于 Damon 托槽组，之所以自锁托槽组患者的疼痛程度相对更轻，他们推测可能是因为作用在牙齿上的矫治力相对较小。

　　阿尔伯塔大学的 Badawi 教授及其同事研发的正畸模拟力值测量系统极大地推动了自锁结扎和传统结扎力值水平的研究。这一装置可以模拟几乎所有类型的牙弓移动，并且可以同步测量所有相关力值，其中一项研究测量了使用传统托槽、主动自锁托槽和被动自锁托槽情况下牙齿移动的力值以及排齐过程中的阻力，结果表明：使用传统托槽会产生很大的额外力，被动自锁托槽比主动自锁托槽产生的额外力小。如单颗低位牙齿，使用 0.012 英寸的高弹性弓丝进行排齐，当垂直向位于牙弓上方 3mm 时，使用传统结扎方式产生的排齐力是 50g，而用自锁托槽结扎产生的排齐力是 90g；当托槽位于牙弓上方 4.5mm 时，使用传统结扎方式产生的排齐力为 0g，而用自锁托槽结扎时仍有 80g 的排齐力。

二、摩擦力与自锁托槽

正畸矫正过程中，托槽与弓丝间产生相对运动，就会产生摩擦力。传统结扎方式中，虽然不锈钢丝结扎比弹性橡皮圈结扎产生的摩擦力低，但与牙齿移动所需最佳力值相比依然很大。自锁托槽不同于传统结扎方式，弓丝没有了结扎丝或弹性橡皮圈的束缚，弓丝与槽沟间的接触面积和正压力均减小，从而使摩擦力降低。

早在 20 世纪 90 年代就有人对自锁托槽的摩擦力进行研究，结果显示与传统托槽相比，它们都具有很低的摩擦力。当然，上述对自锁托槽摩擦力的研究都是在离体实验条件下进行测量的，与临床实际情况间的差异难以衡量，因为体内环境下有诸多影响因素导致体内情况难以进行模拟，如弓丝的激活状态、牙齿倾斜角度、牙齿扭转程度、患者进食时的咀嚼力和咬合力等。但临床上依然可以出现自锁托槽低摩擦力的情况，如采用自锁托槽矫治时医生通常需要在弓丝上放

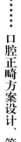

置树脂球或者防滑管以阻止弓丝在槽沟内左右移动，防止弓丝末端划伤患者口腔黏膜。虽然口内摩擦力影响因素多，测量具有挑战性，但相关研究已经取得了一些进展。目前较为明确的是，自锁托槽尤其是被动自锁托槽，在口内产生的摩擦力远小于传统托槽；牙齿无明显倾斜和转矩的情况下，使用细丝排齐的过程中，被动自锁托槽产生的摩擦力小于主动自锁托槽。

在多种牙齿移动类型中，如垂直向伸长和压低、颊舌向排齐、近远中倾斜的矫正、扭转的纠正、间隙开辟以及运用滑动法关闭间隙等过程中，都须克服弓丝与托槽槽沟间的摩擦力才能使牙齿产生移动。不同牙齿移动类型都存在托槽沿弓丝的相对运动，而结扎所产生的摩擦力是抵抗这种相对运动的阻力之一，想要克服阻力往往需要施加更大的矫治力，但与此同时也会产生潜在的影响，有效净矫治力难以计算，且可能比产生最佳组织改建的最适矫治力要大很多，从而阻碍托槽与弓丝间的相对运动。临床上只有少数情况不受这种结扎摩擦力的影响，如使用关闭曲关闭间隙、扩大已排齐的牙弓等。

三、自锁托槽对正畸矫治周期的影响

近年来，有很多自锁托槽能否缩短正畸治疗周期的相关讨论和研究。有人认为低摩擦力可以提高牙齿的移动效率，而且自锁托槽可靠的弓丝就位也可以很好地对牙齿进行控制，从而节省治疗时间。目前已发表的回顾性病例对照研究都支持自锁托槽可以提高正畸矫正效率的观点。然而，近些年来的随机对照实验结果显示自锁托槽并没有提高正畸矫正效率。

这种截然不同的研究结果需要引起临床医生的认真分析思考，可能的原因有：回顾性研究中发现自锁托槽矫治的高效性有可能是实验分组存在问题，如病例难易程度不一致，也可能有其他因素干扰了正畸治疗周期，如患者年龄、是否拔牙、牙弓连续性、不同托槽的复诊间隔等。有关自锁托槽与传统托槽的随机对照实验显示二者在临床治疗效率上几乎没有差异。矫治效率的差异可能与矫治后期弓丝对牙齿的控制有关，采用自锁托槽矫治后期很可能需要花费额外的时间以便重新获得对牙齿的良好控制。关闭拔牙间隙的机制是弓丝沿着颊面管产生相对滑动，在这方面传统托槽与自锁托槽机制基本相同。虽然，自锁托槽在治疗周期、复诊间隔、弓丝替换顺序等方面并未实现完全优化，但目前而言仍是最佳的托槽选择之一。自锁托槽究竟能否提高正畸治疗效率仍不得而知。目前可以明确的是，自锁托槽可以有效地缩短弓丝结扎时间和减少椅旁协助。

四、自锁托槽对牙齿转矩的控制

自锁托槽尤其是被动自锁托槽，很难对牙齿的转矩进行控制，这是因为在传统托槽槽沟底部与结扎丝或弹性橡皮圈之间会产生明显的唇舌向力，弓丝入槽后与槽沟的上壁和下壁间形成力偶，而自锁托槽结扎后弓丝与托槽的上下壁间留有余隙，使得转矩力不能有效作用于托槽槽沟的上下壁，从而难以表达转矩。当然，虽然传统托槽结扎后可以产生较大的颊舌向结扎力，但弓丝与槽沟间仍留有余隙，而非完全吻合，弓丝与托槽槽沟上下壁间的余隙会降低弓丝对牙齿的转矩控制。主动自锁托槽的弹力夹可以部分伸入托槽槽沟，因此，比被动自锁托槽的转矩控制力更强一些。但 Pandis 等人通过研究 105 例使用 Damon2 被动自锁托槽和传统托槽的患者，发现二者对前牙转矩的控制并无明显差异，且实验表明使用被动自锁托槽和主动自锁托槽都可以很好地进行牙齿的转矩控制。低摩擦力矫治系统的缺点是需要防止弓丝沿着托槽发生近远中向移动，从而使弓丝末端超出磨牙颊面管而划伤患者口腔黏膜。如果有医师坚持认为只有传统结扎才能很好地对转矩进行控制，那么可以在自锁托槽的结扎翼上再加上传统结扎。

五、自锁托槽的临床应用及操作要点

关于自锁托槽的主要优点，如节省拆除和放置弓丝的时间；结扎牢固及可靠的弓丝就位；复诊间隔延长；与弹性结扎相比，有利于口腔卫生维护；与传统结扎相比，弓丝与托槽间摩擦力降低等，临床上已经得到了充分的证明。至于其他的优点，如更高的矫治效率、更好的舒适度、更有利于牙齿健康，目前还没有明确的结论。

近年来，许多使用自锁托槽的临床医生发现，如果结合使用高弹性弓丝，自锁托槽更有利于拥挤牙列的排齐。牙列拥挤的产生原因是牙弓应有长度大于牙弓现有长度，因此解除拥挤的方法是增加牙弓现有长度或减小牙弓应有长度，无论采用哪种矫治技术，在不拔牙、不邻面去釉的情况下想要解除拥挤、排齐牙列，都会导致牙弓宽度或 (和) 长度的增加，自锁托槽解除牙列拥挤的机制也是如此。不拔牙治疗牙列拥

挤会产生前牙唇倾，但与传统托槽矫治相比，自锁托槽矫治结束后下前牙唇倾度（L1-MP）的变化较小，切牙唇倾度减小利于患者软组织侧貌的改善，对于部分第二磨牙尚未萌出或虽萌出但尚未建𬌗的患者还会有一定程度的第一磨牙远中移动，这是由于自锁矫治系统的低摩擦性，使牙齿在排齐过程中后牙沿着弓丝向远中移动造成的。除前牙唇倾外，自锁托槽矫治还会导致牙弓侧向扩展增加，牙弓宽度增加后的稳定性也是正畸医师非常关注的一个问题，正畸矫治过程中，维持尖牙间牙弓宽度，尤其是下颌尖牙间宽度将增加治疗效果的长期稳定性。使用自锁托槽进行不拔牙矫治时牙弓宽度会增加，扩宽的区域以前磨牙区为主，尖牙间宽度和磨牙间宽度变化相对较小，且采用自锁托槽治疗下颌尖牙间宽度增加量小于传统托槽，这种扩宽是由前磨牙颊向倾斜移动造成的，没有骨性扩宽效应，牙弓扩宽的同时伴随着颊侧牙槽骨的新生，长期效果更加稳定（图 11-2-1）。

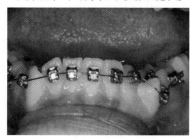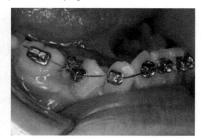
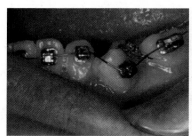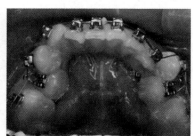

图 11-2-1　自锁托槽临床应用

如何增加现有牙弓长度以获取间隙排齐牙列是不拔牙矫治牙列拥挤的难点。传统结扎托槽常采用辅助装置来获取间隙，如采用扩弓器增加牙弓宽度，推磨牙向远中增加牙弓长度等，即便对于局部的拥挤，如第二前磨牙腭侧错位，也会先在局部放置推簧扩展间隙后，再使错位牙齿排齐到正常位置，而自锁托槽则是在低摩擦力系统下，使用高性能弓丝产生的持续轻力，引导牙齿调整移动到理想的位置。采用自锁托槽进行不拔牙矫治时，临床操作需要注意以下几点：①尽可能在所有牙齿上粘结托槽，并使弓丝入槽。其原理是使所有牙齿受到持续轻力的作用，引导其向理想的位置移动。对于无法粘结托槽的牙位，可以采用结扎丝悬吊结扎（图11-2-1），对于间隙严重不足的牙齿，尤其是前牙，可以先放置推簧扩展间隙后再进行排齐。②弓丝末端不回弯（图11-2-1）。因为随着牙齿的排齐，牙弓长度增加，弓丝回弯后会影响牙齿移动。可以在弓丝上制作树脂球阻滞区以防止弓丝末端从颊管中滑出刺激口腔黏膜，应当注意的是阻滞区应位于拥挤牙位的近中，否则也会影响牙列的排齐。③可以早期配合轻力短颌间牵引，一般牵引力值小于60g，有利于牙位及尖窝关系的快速调整。④早期可在后牙𬌗面用树脂或玻璃离子等材料分离咬合，既能避免某些深覆𬌗患者托槽脱落，同时可以加快牙齿排齐的速度。⑤排齐阶段的第一根弓丝首选0.014英寸的含铜镍钛丝，对于少数严重拥挤的病例可以采用更细的弓丝。

自锁托槽在排齐拥挤牙列方面的优点可概括如下：①牙列拥挤的排齐过程中，前牙唇倾度较小；②牙弓扩大，有利于改善牙弓的形态美学；③与传统托槽相比，自锁托槽具有更稳定的扩弓效果；④与快速和重力扩弓相比，自锁托槽产生的牙弓扩大能保存更多的骨量，有利于牙周组织健康；⑤自锁托槽的应用一定程度上可以降低拔牙率。但临床医师在使用自锁托槽对严重拥挤病例进行不拔牙矫治时，选择病例应符合以下条件：①直面型，上下唇最突点位于审美平面之后；②上下中切牙牙轴较为直立；③牙弓狭窄；④口唇闭合功能较好。

选择自锁托槽时应该尽量满足前文提到的理想自锁托槽的要求。尤其应当注意的是，所选托槽的锁盖要容易开闭，便于临床医生操作；槽沟可容纳各种尺寸和刚度的弓丝，且能确保弓丝完全就位；满足患者对舒适度的要求。到目前为止，已有许多关于自锁托槽的临床研究，通过这些研究已经逐步了解到许多自锁托槽的特性，其与传统托槽相比，在临床应用方面有诸多不同。采用自锁托槽矫治时弓丝的更换更方便快捷，医生可以更有效地检查弓丝剩余的力量和弓丝形变，患者也易在治疗期间保持良好的口腔卫生。因为自锁托槽的低摩擦力，使得牙齿在矫正过程中所受的净矫治力值相对略大，应当使用直径小的弓丝以保证较轻的矫治力。通常，在 0.022 英寸的槽沟系统采用的初始弓丝直径为 0.014 英寸，而且有时会小于这个尺寸，初始弓丝与托槽之间的间隙大，使得弓丝和托槽之间的相对移动更加容易，因此牙齿更加能够排齐。关于矫治过程中弓丝的使用顺序，总体原则上和直丝弓固定矫治一样，但可以适当简化：①初始弓丝：大多数病例使用 0.014 英寸的含铜镍钛丝，重度拥挤病例可以使用更细的弓丝。②中间弓丝：0.014 英寸 ×0.025 英寸含铜镍钛丝至 0.019 英寸 ×0.025 英寸镍钛丝，部分病例在排齐过程中可能需要使用 0.018 英寸 × 0.025 英寸镍钛丝进行过渡。③关闭间隙弓丝：0.019 英寸 × 0.025 英寸不锈钢丝。④完成阶段弓丝：0.017 英寸 × 0.025 英寸 TMA 丝。由于自锁托槽摩擦力低，因此应当在弓丝上放置树脂球、防滑管、停止曲或牵引钩等阻滞装置以避免弓丝末端滑出颊面管划伤口腔黏膜。通常，上颌牙列需要放置两个阻滞区，因为上颌牙齿托槽之间的间距较大。

　　自锁托槽的粘结原则也同传统直丝弓托槽一样，需要将托槽准确定位粘结于牙齿临床冠的中心。由于大部分自锁托槽为单翼设计，体积较小，且没有明显的槽沟用于辅助定位，所以与传统托槽相比，粘结难度较大，初学者可以在粘结时使用光固化粘结剂，粘结剂固化时间延长，利于提高托槽定位的精确度。此外，粘结时还应当尽量去除托槽周围溢出的多余粘结剂，以免多余的粘结剂固化后影响自锁托槽锁盖的开闭。对于某些严重拥挤不齐的牙齿，在初始粘结托槽时很难将托槽定位准确，可以在排齐整平结束前对粘结位置不佳的托槽重新调整位置。

　　随着自锁托槽设计的不断优化，自锁托槽可能会显现出更多的优点，需要更多、更严谨的研究来帮助我们发现并认识这些优点，从而服务临床、服务患者。

第十二章 种植支抗的临床应用技巧

第一节 微种植体的常见植入部位及注意事项

　　支抗控制是决定正畸治疗是否成功的关键因素之一。所谓支抗，就是在正畸治疗中用来抵抗矫治力的固定源，即用来抵抗不需要的牙齿移动。临床上，加强支抗的方法有很多种，例如，将作为支抗的牙齿连扎在一起；通过改变牙齿移动方式，使需要移动的牙齿采用支抗消耗少的倾斜移动，而支抗牙的移动方式为整体移动；通过颌间牵引增加支抗。除此之外，也可以通过口外装置增加支抗。但是上述方式不仅舒适度差，而且需要依赖患者的配合。

　　无论采用上述哪种方法增加支抗，都会有不同程度的支抗丧失，不可能达到"绝对支抗"。近年来，微种植体因其体积小、舒适度好、植入方式简单，受到越来越多的关注。种植体支抗利用其材料良好的生物相容性，植入牙槽骨后可形成部分或全部的骨融合，在垂直向、矢状向、横向移动个别牙齿或全牙列整体移动时，可提供绝对、稳定的支抗，基本实现"绝对支抗"。本节主要讨论微种植体的常见植入部位及植入过程中的注意事项。

一、上颌中切牙根间区牙槽骨

当需要大量压低时，可以将微种植体植入在上颌中切牙根间区牙槽骨，植入时不需要切口，不易发生感染。植入点位于膜龈联合下方 1mm，平行于𬌗平面植入。但当上前牙根间距较窄时，在上前牙根间牙槽骨内植入微种植体难度较大，此时可将微种植体植入梨状孔下嵴，此部位由于植入微种植体易被软组织包裹，故植入时需要切口。

二、上颌颊侧牙槽骨

当需要内收上前牙、关闭拔牙间隙、纠正中线时，可以将微种植体植入上颌第二前磨牙和上颌第一磨牙之间，因为此处牙根间隙最大，是最常见的植入部位。植入点位于上颌第二前磨牙与上颌第一磨牙邻接偏近中 0.5mm，植入完成后，种植钉钉孔应为前后向，方便后续加力。

三、上颌颧牙槽嵴下缘

当需要内收上前牙、整体远移上颌牙列、改善安氏 II 类尖牙磨牙关系时，可以将种植体植入上颌颧牙槽嵴下缘。该部位植入的优势是不影响牙齿移动，但由于此处骨骼为坚硬的皮质骨，所以需要很大的切口（大约 20mm）。由于微种植体位置较深，很难将头部暴露于口腔内，所以需借助结扎丝，采用封闭加力法。在此位置，微种植体存在垂直向分力过大而水平向分力过小的问题，需要根据患者的前牙唇倾度决定加力部位。

四、上颌后牙腭侧牙槽骨

上颌磨牙腭侧牙槽骨是舌侧矫治患者微种植体植入的理想部位。此外还可用于压低上颌磨牙，矫治前牙开𬌗。植入位置通常选择在上颌双尖牙与磨牙之间，或者第一磨牙与第二磨牙之间。上腭部软组织较厚，植入前需仔细测量软组织厚度，并选择合适的种植钉，确保骨内种植钉长度大于等于5mm。植入角度需根据腭穹隆侧壁的角度而定，腭穹隆侧壁陡的病例其植入角度应大于腭穹隆侧壁平缓的病例。上腭区走行丰富的血管、神经，微种植钉应植入血管、神经的龈方，避免损伤血管、神经。

五、上颌腭中缝

腭中部骨皮质较为平坦且骨密度高，可提供充分的骨量从而提高微种植体稳定性，同时由于腭中部植入微种植体远离牙列，可避免损伤牙根及牙周膜。加强支抗时，将其与横腭杆相连，作为间接支抗。腭中缝很少在23岁之前完成骨化，所以即使是成人，腭中缝区域仍然存在未矿化的组织，因此在中线旁1~2mm植入更为安全。

六、上颌结节

上颌结节区骨质疏松，骨密度较低，邻近无血管、神经等重要组织，所以可以选用较长的微种植体，以求更好的稳定性与成功率。此区域植入微种植体的前提是无第三磨牙或第三磨牙已拔除。

七、下颌后牙根间槽骨

下颌第一磨牙和第二磨牙牙根之间的距离最大，且牙槽骨的厚度由前向后逐渐增加，在下颌第二磨牙处牙根颊侧牙槽骨厚度最大。此处植入角度为 20° ~ 30°，可用于压低下颌磨牙、直立近中倾斜的磨牙、内收下牙列等。

八、下颌前牙根间槽骨

微种植体可植入于下颌中切牙牙根之间，用于压低下颌前牙；也可植入于下颌尖牙与前磨牙之间，用于磨牙前移或纠正倾斜的殆平面。下颌前牙区牙根间隙非常窄，在此区域植入微种植体应格外小心。下颌骨皮质骨厚度大且质地坚硬，必须严防种植体折断，必要时采用助攻植入。

九、下颌磨牙后区

下颌磨牙后区骨质坚硬，且软组织较厚，微种植体极易被软组织覆盖，在种植体头部穿结扎丝并延伸至口腔中，采用闭合加力。下颌磨牙后区在种植体可用于直立近中倾斜的磨牙。对于近中邻牙缺失致远中磨牙近中舌向扭转者，可适当将种植体植于磨牙后区远中颊侧，更有利于纠正磨牙扭转。

第二节　微种植体在正畸治疗中的灵活应用

微种植体支抗的灵活应用为正畸治疗提供了骨支抗，大大提高了正畸疗效。理论上微种植体可植入于牙槽及颌骨的任何部位，提供支抗力。目前临床应用于内收前牙、全牙列后移、压低上下前牙、直立后牙等。本节主要介绍微种植体在正畸治疗中的应用。

一、内收上下前牙

（1）内收上颌前牙：微种植体植入上颌第二前磨牙和第一磨牙之间或上颌第一磨牙、第二磨牙之间。应根据全景片观察上述牙根间距离以及口内牙槽骨形态确定植入部位和植入方向，若前期牙根间距离过窄、牙根倾斜度过大无法植入，可考虑排齐牙根后再行植入（图 12-2-1）。

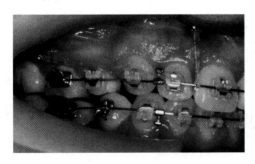

图 12-2-1　内收上前牙

（2）内收下颌前牙：在下颌第一磨牙和第二磨牙牙根之间、第二磨牙远中颊侧、磨牙后区植入微种植体，整体内收下前牙。

二、牙列整体后移

上颌牙列整体远移适用于磨牙关系为远中尖对尖的病例，推上颌磨牙向远中或牙列轻度拥挤者。通常在上颌第二前磨牙与第一磨牙之间植入微种植体，在远中移动磨牙前需提前拔除上颌第三磨牙。若单侧磨牙后移量不超过 3.5mm，微种植体一般不会对磨牙远移造成影响；对于饱满的上颌牙槽骨，可适当增大植入角度，使微种植体位于牙列颊侧（图 12-2-2）。

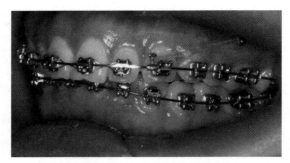

图 12-2-2　上牙列整体后移

下颌牙列整体远移适用于磨牙关系为安氏 III 类，或下前牙拥挤的病例。常用的植入位点是下颌第一磨牙与第二磨牙之间，也可以植入于下颌磨牙后区、下颌第二磨牙颊侧。植入的位置越靠前，产生垂直向的压低力越大（图 12-2-3）。

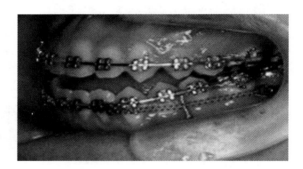

图 12-2-3　下牙列整体后移

三、远中直立磨牙

第一磨牙严重龋坏或缺失，且存在第三磨牙时，可通过前移第二磨牙代替第一磨牙，与对颌建立咬合关系。但是，第三磨牙经常位置不正，尤其下颌第三磨牙，水平阻生的情况时有发生。而对于第一磨牙长期缺失，致使第二磨牙近中倾斜，而不存在第三磨牙者，需在种植第一磨牙前对近中倾斜的第二磨牙进行远中直立。远中直立上颌磨牙可将微种植体植入于上颌结节，直立下颌磨牙可将微种植体植入于下颌磨牙后区。

四、纠正锁𬌗

微种植体是矫治锁𬌗绝对可靠、有效的方法。根据锁𬌗的发生机制，在颊舌侧植入微种植体作为支抗，纠正锁𬌗的同时，还可以对牙齿产生压低力，且不会对其他牙齿产生副作用。

五、近中移动磨牙

近中移动磨牙时，可将微种植体植入于缺牙区牙槽嵴。例如前磨牙与磨牙之间或尖牙与前磨牙之间。近中向的牵引力应尽量通过磨牙阻抗中心，以防磨牙近中倾斜。近中向的牵引力可在颊舌侧同时施加以防牙齿近中舌向扭转。

六、压低前牙及磨牙

（1）上颌单侧后牙压低：对于上颌后牙因对𬌗牙缺失而伸长者，例如上颌第一磨牙伸长，可以在上颌颊侧第一磨牙、第二磨牙之间，下颌第二前磨牙与第一磨牙之间分别植入微种植体，利用弹力链压低磨牙（图 12-2-4）。

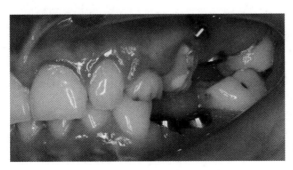

图 12-2-4　单侧压低后牙

（2）上颌双侧后牙压低：矫治下颌双侧后牙缺失所致的上颌双侧磨牙伸长，后牙区牙槽骨过高引起的开𬌗畸形，均需压低上颌双侧后牙。此时，可将微种植体植入于上颌颊侧第二前磨牙和第一磨牙牙根之间、第一磨牙近远中根之间、第一磨牙和第二磨牙牙根之间，腭侧可植入于第一磨牙和第二磨牙牙根之间。通过横腭杆连接上颌双侧后牙，颊舌侧同时压低后牙。

（3）下颌双侧后牙压低：下颌后牙区牙槽骨高度过高所致开𬌗畸形，需要压低下颌双侧后牙。在下颌后牙颊侧牙根间植入微种植体，并配合1.0mm不锈钢丝弯制的舌弓，平衡双侧受力，并防止单纯颊侧施力所致的后牙颊倾，双侧后牙区牙弓宽度增加等。

（4）压低上颌前牙：上颌牙槽发育过度，伴有深覆𬌗的露龈笑患者常需要压低上前牙。微种植体可植入于中切牙之间、中切牙和侧切牙之间、侧切牙和尖牙之间。压低上切牙会造成上前牙唇倾，且极易发生牙根吸收，使用轻力压低，并定期观察牙片（图12-2-5）。

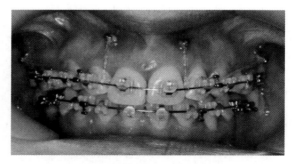

图12-2-5 压低上前牙

七、纠正中线不齐

相较于斜形牵引，利用微种植体纠正中线可以选择性地将力量施加于需要移动的牙齿上，而不会引起支抗牙的移动。可在尖牙与第一前磨牙之间植入微种植体，植入位置尽量靠近龈方，以防垂直向压低力对殆平面的影响，可以将牵引力直接施加于尖牙上，通过远移尖牙纠正中线（图12-2-6）。

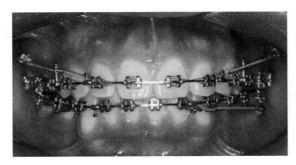

图 12-2-6 调整下中线

八、纠正倾斜的殆平面

临床上对于殆平面倾斜或骨性下颌偏斜引起的上牙列代偿性偏斜均需纠正殆平面。在上颌非偏斜侧颊侧植入微种植体调整殆平面平整度，在获得良好咬合关系后对于下颌偏斜也有一定程度的改善（图12-2-7）。

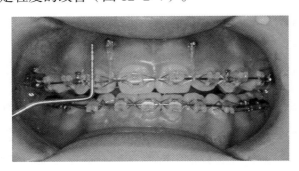

图 12-2-7 纠正殆平面

九、辅助牵引埋伏牙、阻生牙

上颌中切牙、尖牙埋伏阻生较为常见，相较于利用邻牙作为支抗，利用微种植体支抗不仅能增加支抗，而且可以大大提高埋伏牙移动效率。配合微种植体支架或利用托槽型微种植体配合 TMA 丝辅助牵引埋伏牙。

第三节　微种植体在垂直向控制中的应用

开𬌗患者常表现为高角的垂直骨面型，包括下颌平面角陡峭、𬌗平面向上倾斜、颌骨呈开张型生长、磨牙近中倾斜。通过综合分析患者侧貌、牙列拥挤度、垂直骨面型、前后牙槽高度等决定开𬌗的具体治疗方案。

一、微种植体在开𬌗矫治中的应用

（一）不拔牙矫治

在开𬌗不拔牙矫治中，微种植体主要作为压低后牙的支抗，其常见植入部位包括上颌第一磨牙、第二磨牙之间颊腭侧牙槽骨，下颌第一磨牙、第二磨牙之间的颊侧牙槽骨。需要注意的是，压低上后牙时，若仅在上颌第一磨牙、第二磨牙颊侧植入微种植体，压低过程中需要配合横腭杆，以防上后牙颊倾、腭尖下垂。此外，上颌第一、第二磨牙颊侧牙根间隔较窄，因此腭侧是更好的植入位点。同样，为防止下后牙在压低过程中出现颊倾，需在下颌后牙段增加负转矩。

（二）拔牙矫治

当采用拔除前磨牙矫治开𬌗时，微种植体植入部位为上颌第二前磨牙与第一磨牙的颊侧牙槽骨，低位植入更有利于前牙开𬌗的关闭。下颌微种植体植入于下颌第一磨牙、第二磨牙之间，主要用于下颌后牙的压低，垂直向控制。

治疗结束后，可先不拆除微种植体，若出现开𬌗复发，用于挂弹力牵引。若患者仍存在吐舌习惯，应嘱患者做舌肌训练。

二、微种植体在深覆𬌗矫治中的应用

（一）压低前牙

在前牙区植入微种植体可以快速有效地实现前牙压低。但是，前牙压低容易引起上前牙唇倾，可通过前牙连扎或利用后牙区微种植体施加向后的作用力，以避免此情况的发生。

（二）伸长后牙

临床上，通过平导、垂直牵引可以实现磨牙伸长。但对于依从性较差的患者，可以通过后牙区微种植体配合片段弓的方法伸长后牙。

图书在版编目（CIP）数据

口腔正畸方案设计、策略与技巧 / 武秀萍主编 . —
太原：山西科学技术出版社，2021.11
实用口腔医学临床指导
ISBN 978-7-5377-6013-3

Ⅰ.①口… Ⅱ.①武… Ⅲ.①口腔正畸学 Ⅳ.
① R783.5

中国版本图书馆 CIP 数据核字 (2020) 第 231328 号

口腔正畸方案设计、策略与技巧
KOUQIANG ZHENGJI FANGAN SHEJI CELUE YU JIQIAO

出　版　人	阎文凯	
主　　　编	武秀萍	
责 任 编 辑	王　璇	
封 面 设 计	吕雁军	

出 版 发 行	山西出版传媒集团·山西科学技术出版社	
	地址：太原市建设南路 21 号　邮编　030012	
编辑部电话	0351-4922135	
发行部电话	0351-4922121	
经　　　销	各地新华书店	
印　　　刷	山西康全印刷有限公司	

开　　　本	787mm×1092mm　　1/16	
印　　　张	15	
字　　　数	200 千字	
版　　　次	2021 年 11 月第 1 版	
印　　　次	2021 年 11 月山西第 1 次印刷	
书　　　号	ISBN 978-7-5377-6013-3	
定　　　价	59.00 元	